DIÉTÉTIQUE
de
L'EXPÉRIENCE

50 années d'observations,
50 années de réflexions
50 années d'applications

Du même auteur :

Roméo et Fortuna (télédition, épuisé)

Cours d'alimentation individualisée (épuisé)

Soignez-vous par la nature (Albin Michel, Paris, 1977)

Folie et sagesse des médecines naturelles (Albin Michel, Paris, 1980)

Super-régénération par les aliments miracles (Albin Michel, Paris, 1982)

Cours d'iridologie (épuisé)

Se protéger de la radioactivité (épuisé)

Soignez-vous par l'argile (épuisé, MA édition, Paris, 1989)

Santé et vitalisme originel (épuisé)

Plus jamais d'enfants malades (Albin Michel, Paris, 1984)

La révolution diététique par l'eutynotrophie (Albin Michel, Paris, 1985)

Mythes et mensonges des régimes classiques
et des diététiques naturelles (Albin Michel, Paris, 1993)

L'immunité retrouvée (Albin Michel, Paris, 1997)

Rajeunir naturellement (Albin Michel, Paris, 1999)

Robert MASSON

DIÉTÉTIQUE
de
L'EXPÉRIENCE

50 années d'observations,
50 années de réflexions
50 années d'applications

Quatrième édition revue et augmentée

GUY TRÉDANIEL ÉDITEUR
19 rue Saint-Séverin
75005 Paris

www.editions-tredaniel.com
info@guytredaniel.fr

ISBN : 978-2-84445-608-3

À deux petites souris
Sandrine et Maguy
Pour ce livre, sans gages
Page par page
Elles ont travaillé
Sans « rechigner »
À Sandrine mon épouse
À Maguy ma belle-maman
Je dis tout simplement
Merci.

R.M.

Note de présentation

Robert Masson, auteur de nombreux ouvrages consacrés à la diététique, adopte ici une formule de « livre éclaté » pour résumer les résultats obtenus au cours d'un demi-siècle de pratique dans le domaine de la nutrition.

Le lecteur pressé trouvera très vite de quoi satisfaire ses préoccupations en fonction de son âge, de sa corpulence, de son état de santé… Les chapitres indépendants peuvent être abordés en ordre dispersé.

Le lecteur plus méthodique – celui ou celle qui commence à la page 1 et ne s'arrête qu'à la 4e de couverture – constatera des reprises d'idées, des reconductions de formules. Il ne s'agit pas là de négligences mais du souci de l'auteur de bien ancrer une méthode qui porte ses fruits, dans des contextes spécifiques. Ce sont différents miroirs qui chacun réfléchissent une image.

L'éditeur

INTRODUCTION

La santé est notre domaine. Qu'il me soit pardonné si j'ai décidé d'adopter une concision extrême car le temps presse, la science guérit de plus en plus de maladies, cependant il n'y a jamais eu autant de malades..., l'être parfaitement sain non médicalisé devient une exception.

Il n'y aura bientôt plus d'enfants sans maladies multiples, d'adolescents sans fatigue chronique et démotivés sur tous les plans, d'adultes sans besoin de greffes car les organes sont détruits par un mode de vie contre nature...

La médecine triomphe sur les écrans de télévision mais la planète Terre devient un gigantesque hôpital...

Or la santé dépend essentiellement de quatre paramètres :

1. Un sommeil qualitativement et quantitativement suffisant.
2. La sérénité mentale.
3. L'exercice physique dans la nature.
4. L'alimentation.

Nous allons étudier ce dernier paramètre.

D'innombrables systèmes alimentaires existent :

Le fruitarisme, le crudivorisme, la macrobiotique, le végétalisme, le végétarisme, l'alimentation dissociée sheltonnienne, etc.

Tous ces systèmes ont l'immense avantage d'insister sur la non-dénaturation des aliments.

En effet, l'aliment représente un **TOUT** dans lequel les différents constituants (protéines, lipides, glucides, minéraux, oligoéléments, vitamines, etc.) sont équilibrés les uns par rapport aux autres en vue d'une assimilation correcte, toute soustraction d'un constituant va donc perturber l'assimilation.

De plus, il ne faut rien ajouter aux aliments car on connaît peu de la toxicité et du pouvoir cancérogène à longue échéance des additifs de synthèse et on connaît encore moins certaines interactions de ces additifs dans l'organisme.

Malheureusement, **tous les systèmes alimentaires en vogue procèdent par suppression d'une catégorie alimentaire,** soit des farineux (système spécifique et naturel), soit de toute protéine animale (végétalisme), soit des fruits et de la quasi-totalité des protéines animales (macrobiotique), soit seulement de la viande (végétarisme), soit des aliments cuits (instinctivorisme).

Or, toute méthode suppressive d'un groupe d'aliments entraîne un appétit décuplé vers les aliments permis.

Exemple : La suppression des céréales, la diminution des aliments protéiques (crudivorisme) produit un appétit décuplé vers les légumes et les fruits avec **surcharge acide** (fruit) causant dévitalisation et déminéralisation, et **surcharge cellulosique** (fruits et légumes) causant dilatation, ptose, troubles mécaniques du tube digestif, etc.

La suppression des fruits, la réduction massive des protéines animales (macrobiotique) produit un appétit décuplé vers les céréales causant avec le temps mal-digestion, hémogliase, dermatoses…

La conséquence d'une suppression alimentaire se traduit par trois phases :

1) PHASE EUPHORIQUE DE L'ALLÈGEMENT DIGESTIF, MÉTABOLIQUE ET VITAL

Dans notre monde civilisé où nous mangeons trop, la suppression d'une catégorie d'aliments aboutit, **quelle que soit la catégorie alimentaire supprimée,** à une digestion plus aisée, à **l'allègement du travail digestif**.

Au niveau cellulaire, le moindre apport nutritif produit aussi **un allègement métabolique.**

Au niveau énergétique général, les digestions moins complexes, l'allègement métabolique entraînent **une économie de l'énergie vitale avec sensation de puissance vitale immédiatement disponible.**

2) PHASE DE CARENCES PAR ÉPUISEMENT DES MATÉRIAUX NUTRITIFS SOUSTRAITS

La réserve nutritive épuisée, au bout de quelques mois, quelques années pour les plus résistants, **apparaissent les maladies de carences** et le candidat à la méthode alimentaire «parfaite », déchante.

3)PHASE DU RENONCEMENT OU PHASE MYSTIQUE

Comprenant la nocivité du système alimentaire, l'individu **renonce** ou parfois, pensant qu'il est le seul à souffrir de fonte musculaire, d'anémie, de déminéralisation, d'impuissance, de dépression, etc., et que le « Dieu » qui lui a enseigné la méthode n'a pu se tromper, **il « tient » uniquement par l'étincelle psychique, il devient alors un mystique du système.**

Quant aux conséquences psychologiques des systèmes alimentaires draconiens, elles sont significatives :

La jouissance gustative est un phénomène physiologique, sa privation ou sa réduction excessive entraînent d'immenses perturbations psychologiques et physiologiques.

Du point de vue psychologique, l'individu qui s'astreint à un système trop draconien **souffre de frustration consciente ou non.** Il n'est pas fondamentalement heureux ; il est souvent contracté, irrité, mais cette irritation est mise sur un autre compte car il ne veut pas admettre qu'il est seul responsable de son état psychologique.

Frustré, l'adepte du système alimentaire, un jour « n'en peut plus », il se goinfre littéralement des aliments dont il se privait et souffre d'un terrible **sentiment de culpabilité.** Il se replonge alors dans la méthode et souffre d'un sentiment de **frustration** encore plus **important** car **il a augmenté la sévérité du système pour compenser sa chute dans la goinfrerie.**

Le système rendu plus sévère, **la frustration plus accentuée** prépare une nouvelle chute dans la « goinfrerie » avec sentiment de culpabilité encore augmenté… et ainsi de suite jusqu'au moment où cette vie en **dents de scie** va, par les alternances de sentiments de frustration et de culpabilité, **perturber complètement l'équilibre psychique.**

Quant à **l'équilibre du couple,** il est très vite **détruit** car :

1. **La diminution des stimulis gustatifs produit une diminution de la libido.**
   À ce sujet, il est amusant d'entendre certains crudivores, certains macrobiotes, certains végétaliens, affirmer ceci : « J'ai parfaitement maîtrisé ma sexualité ! »
   En fait, il n'en est rien, tant par les carences nutritionnelles que par la diminution des stimulis gustatifs, **leur sexualité est quasi inexistante.**

2. **Les carences nutritionnelles causent à moyenne échéance :**

   – l'aménorrhée,
   – la frigidité,
   – l'impuissance complète ou relative.

3. **La non-adhésion au système** par l'un des deux conjoints, « forcé » par l'autre à suivre la méthode, **entraîne des conflits permanents.**

Pendant une quarantaine d'années, j'ai vu de nombreux couples se séparer suite à l'application d'une alimentation absurde.

Quant aux **enfants,** ils sont les plus à plaindre. **Souffrant de carences diverses, chétifs,** complexés vis-à-vis **des autres enfants,** qui eux sont nourris **« normalement »,** ils ne comprennent pas pourquoi ils n'ont pas droit à un œuf à la coque (enfants végétaliens), pourquoi c'est un crime de manger une belle poignée de cerises au goûter (enfants macrobiotiques), pourquoi ils doivent se contenter de respirer l'odeur du pain (enfants crudivores), etc. ; ils en viennent parfois à **détester les parents qui dans leur esprit les privent de tout.**

En leur for intérieur, ils attendent avec impatience l'instant où libres d'eux-mêmes, non seulement **ils mangeront ce qui leur plaira mais encore s'opposeront systématiquement, dans tous les domaines, à ces parents qui les auront tant frustrés.**

Mais objectera-t-on, comment les fondateurs d'un système diététique, ne s'aperçoivent-ils pas des graves inconvénients de la méthode qu'ils enseignent. Nous répondrons que le plus souvent, après quelques années de diffusion, les inconvénients inévitablement apparaissent, mais l'homme déifié et pris à son propre jeu ne peut, **sans souffrir terriblement dans son amour-propre dire : « Je me suis trompé »…**

Dans ce cas, **derrière le « dieu » apparaîtrait l'homme avec ses faiblesses** et, l'admiration du public tombant, tomberaient aussi la diffusion du système et le compte en banque du fondateur.

En considérant ce qui précède, nous sommes résolument pour une alimentation bio, omnivore, soigneusement équilibrée et intelligemment mesurée.

LES CINQ IMPÉRATIFS ALIMENTAIRES FONDAMENTAUX

1er IMPÉRATIF

L'ALIMENTATION DOIT ÊTRE NATURELLE

Il ne faut rien enlever à l'aliment car non seulement les parties soustraites font défaut, mais les parties restantes perdent partiellement ou totalement leur activité biologique. (H-CH. GEFFROY)

Aucun auteur n'a su en si peu de mots, montrer l'importance de respecter l'aliment dans son intégrité, c'est-à-dire d'éviter tout raffinage excessif.

Non seulement il ne faut pas raffiner l'aliment mais de plus il est nécessaire de le produire naturellement ou biologiquement.

En effet, les procédés intensifs de culture et d'élevage nés au XXe siècle, produisent des aliments qui présentent les inconvénients suivants :

A – Ils ont perdu leur goût.

B – Ils ont perdu leur odeur.

C – Ils ont perdu leur capacité de conservation naturelle.

D – Ils ont une teneur en eau excessive.

E – Ils sont carencés par rapport aux aliments naturels (appelés bio à notre époque) en oligoéléments (zinc, cuivre, manganèse, cobalt, vanadium…), ce qui est d'une extraordinaire gravité car toute la biochimie de nos cellules dans son immense diversité dépend des enzymes et les enzymes sont toutes métalo- ou métaloïdo-dépendantes ; tel enzyme dépend du zinc, tel autre du manganèse, tel autre du cuivre, etc. La carence en oligoéléments sera donc responsable de la perturbation de tous les métabolismes et partant plus ou moins impliquée dans la genèse de toutes les maladies connues.

F – Ils contiennent des quantités faramineuses de pesticides, fongicides, noématicides, raticides, taupicides, etc. (agriculture et élevage intensifs), mais aussi des édulcorants, des arômes et des conservateurs de synthèse employés par les industriels.
Chaque individu ingère ainsi par an de 1 à 3 kg de produits de synthèse dont on ne connaît rien de la toxicité ni du pouvoir cancérigène sur le long terme.
Des observations sont faites sur les animaux à court terme ou à moyen terme pour détecter un éventuel effet toxique ou cancérigène. Mais les expériences ne sont pas conduites sur le **long terme** et ce qui est toxique ou cancérigène pour l'animal ne l'est pas forcément pour l'homme et vice-versa.
De plus, les expériences sur l'animal sont faites avec UN SEUL pesticide agricole ou un seul additif industriel, ce qui rend caduque les expériences, car la rencontre fortuite dans l'organisme vivant d'un produit non cancérigène avec un autre produit non cancérigène va souvent donner naissance à une combinaison cancérigène…

G – De 1700 à 1850, les animaux d'élevage souffraient d'une fragilité osseuse tout à fait extraordinaire. Les paysans avaient observé qu'en faisant partiellement moisir les aliments du bétail, la prise de poids était beaucoup plus importante (le rendement déjà). Cette pratique fut interdite de 1850 à 1950. Les animaux retrouvaient une solidité osseuse à toute épreuve.

À partir de 1950, on introduit les antibiotiques directement dans l'alimentation des animaux.

En 1950, il fallait une hache pour couper longitudinalement la colonne vertébrale d'un porc.

Moins de 10 ans plus tard, un simple coutelas tenu à deux mains permettait de sectionner la colonne vertébrale des porcs (Professeur PECH titulaire de la chaire de physique biologique, Faculté de médecine de Montpellier, *Espoir de longue vie* (éditions Gallimard 1965).

Il apparaît clairement que les antibiotiques introduits dans l'alimentation des animaux sont des poisons des ostéoblastes (cellules qui construisent le tissu osseux).

C'est la cause la plus fondamentale de l'ostéoporose qui touche préférentiellement les consommateurs de produits laitiers, puisque l'animal évacue ses antibiotiques dans le lait.

H – Les pesticides, les fongicides, les herbicides, les raticides… ont une action œstrogénique.

Leur usage de 0 à 20 ans, conduit à une perturbation de la sexualité masculine et pour la femme, l'usage de 0 à 50 ans majore d'une façon catastrophique les pathologies suivantes : cellulite, mastose, fibromes, kystes ovariens, utérus fibromateux et augmente considérablement les cancers hormono-dépendants.

En conclusion de cette étude, la nourriture séculaire, naturelle, bio, fit des hommes et des femmes dont la force dépasse notre entendement. Rappelons-nous, il n'y a pas si longtemps, avant 1900, les sacs de grains que l'on montait au grenier, pesaient plus de cent kilos. De 1900 à 1950 (ère industrielle), les sacs de grains que l'on engrange, ne pèsent plus que cinquante kilos et dans les années 1970 à 2000, ils ne pèsent plus que trente kilos…

2e IMPÉRATIF

L'ALIMENTATION DOIT ÊTRE ÉQUILIBRÉE

Il n' y a pas en ce monde, un homme capable d'expliquer le devenir exact d'un repas dans l'organisme vivant.

C'est dire la faramineuse prudence qu'il faut avoir lorsque l' ON OSE donner une directive nutritionnelle.

R.M.

Tous les aliments sont nécessaires à la vie d'un être omnivore, ce qui est le cas de l'homme.

D'aucun pense que l'on peut supprimer soit les farineux, soit les fruits, soit les protéines animales, etc.

Pour se rendre compte si cela est exact, si cela est possible, il faut considérer ce que donne à long terme la suppression d'un aliment.

En fait, toute carence et tout excès sont générateurs à long terme de pathologies graves, ainsi que le fait comprendre le tableau suivant :

FRUITS

Excès	**Insuffisance**
Déminéralisation	Carences en fibres
Caries	Constipation
Hypotension	Hémogliase
Sécheresse de la peau	Athérosclérose
Hyperthyroïdie et	Carence en complexe C -
Hyposurrénalisme larvé	Flavonoïdes
Maladies a frigore	
Syndrome du frugivore	

LÉGUMES

Excès	Insuffisance
Dilatation des « poches digestives »	Constipation
Ballonnements	Carences minérales
Gastroentérite-colite	Carences vitaminiques
Diarrhées	

CÉRÉALES ET TUBERCULES

Excès	Insuffisance
Fermentations acides et alcooliques excessives	Amaigrissement
Hémogliase	Fatigue
Lymphogliase	Frilosité
Dermatoses	Perturbation du métabolisme protéique par inversion du rapport insuline-glucagon
Catarrhes	
Tumeurs	
Obésité	
Diabète	

ŒUFS ET FRUITS DE MER

Excès	Insuffisance
« Fatigue digestive »	Déminéralisation
Lithiases biliaires	Décalcification
Perturbation du métabolisme des lipides et ses conséquences	Carences vitaminiques en D3, A et B12
Urémie	Carences protéiques
Uricémie	Insuffisance endocrinienne
Hypertension	Hypotonie musculaire
	Anémie

VIANDES – POISSONS	
Excès	**Insuffisance**
Urémie Uricémie Hypertension Dilatation du Cœur gauche Lithiase urique	Anémie Ostéoporose Impuissance Frigidité Stérilité Fonte musculaire Chute immunitaire

Nous verrons plus loin de façon détaillée, ce que doit être notre alimentation, mais il sera toujours fondamental que les repas principaux de midi et du soir soient ainsi composés de façon équilibrée :

– crudités + pommes de terre **ou** pâtes **ou** riz avec ou sans légumes cuits + viande **ou** poisson **ou** œufs **ou** plateau de fruits de mer + facultatif : compote **ou** tarte **ou** chocolat noir + eau de source.

Il sera fondamental que les aliments protéiques soient ingérés deux fois par jour.

Pourquoi ?

Voici un homme de 70 kg, à haut potentiel digestif. Il mange à midi 800 grammes de viande ou 8 œufs, ce qui bien sûr est excessif, aberrant, absurde…

Cet homme va se dire : j'ai mangé beaucoup d'aliments protéiques ce midi, il ne sera pas nécessaire d'en manger ce soir.

C'est là l'erreur capitale !

En effet, que va faire l'organisme avec la « quantité énorme » d'acides aminés qui naît de la digestion d'un tel repas protéique ?

1 – Il va utiliser une partie des acides aminés pour restaurer les cellules partiellement « usées » et remplacer les myriades de cellules qui sont mortes dans les heures précédant le repas.

2 – Il va rester une quantité très très importante d'aminoacides. L'organisme va comburer une partie de ces aminoacides.

3 – Il va encore rester une quantité importante d'acides aminés. Que fait l'organisme?

Va t-il stocker les aminoacides pour les besoins ultérieurs des prochaines heures ?

Non ! L'organisme va les éliminer sous forme d'urée, d'acide urique, de composés ammoniacaux.

La conclusion est évidente. L'excès d'aliments protéiques à un repas ne remplace pas l'absence à autre repas. Si l'on veut une restauration des cellules usées et le remplacement parfait des cellules mortes, il est nécessaire que les aliments protéiques soient présents aux deux repas tous les jours.

Dans le cas contraire, ce sera la baisse de vitalité, la chute immunitaire, et un vieillissement plus rapide pour ne citer que quelques effets de cette carence.

Il est fondamental que les aliments protéiques soient d'origine animale.

Pourquoi ?

Les aliments végétaux même correctement associés, par exemple soja + riz ou blé + lentilles, ne sauraient apporter la santé.

En effet, les promoteurs de l'alimentation végétalienne (à ne pas confondre avec alimentation végétarienne) sachant que les céréales sont en général carencées en thréonine, lysine, isoleucine, et que les légumineuses sont en général carencées en tryptophane, méthionine et cystine, se sont dit : ce ne sont pas les mêmes aminoacides qui manquent aux céréales et aux légumineuses ; si l'on associe au même repas céréales et légumineuses, nous aurons une complémentarité apportant tous les aminoacides et nous ne risquerons pas de carences.

Effectivement, tous les aminoacides sont présents lors d'un repas comprenant céréales + légumineuses, mais la possibilité pour un tel repas d'assurer une nutrition protéique suffisante n'est qu'une théorie séduisante et rien d'autre.

Pourquoi ?

Même si tous les aminoacides sont présents, certains peuvent l'être en **quantité insuffisante.** Or, si un seul aminoacide, la lysine par exemple, n'est apporté qu'à 40 % des besoins organiques, non seulement l'organisme va souffrir de carence en lysine, mais aussi de tous les autres aminoacides car l'organisme n'utilise les aminoacides qu'en fonction de celui présent au minimum ; les besoins protéiques de l'organisme ne seront donc assurés que pour 40 % seulement et ceci même s'il y a suffisance de tous les acides aminés à part un seul, c'est la loi du minimum en nutrition protéique.

Non seulement à un même repas tous les aminoacides doivent être présents mais aussi pour chacun d'eux **en quantité suffisante.**

Il y a en plus un problème de bio-disponibilité des aminoacides ; les aminoacides d'origine végétale sont enfermés dans un contexte fibreux : cellulose, hémi-cellulose, lignine, cutine, etc., et leur extractibilité est très difficile pour le tube digestif humain.

Même si tous les aminoacides sont présents à un repas céréales + légumineuses et en quantité apparemment suffisante, ils seront, du fait de leur bio-disponibilité faible, incapables d'assurer un apport protéique suffisant. Et ceci d'autant plus que soumis à une alimentation à base de céréales + légumineuses, **s'installe très rapidement une atonie fonctionnelle de l'estomac, de l'intestin et du foie.**

Les considérations sur :

1) le mythe de la complémentarité céréales-légumineuses ;

2) la loi du minimum en nutrition protéique ;

3) la très faible bio-disponibilité des protéines végétales ;

4) l'atonie enzymatique consécutive à une alimentation végétalienne et surtout l'hypochlorhydrie qui va permettre l'installation dans le grêle d'une flore de type fécal et la multiplication par 1 000 à 10 000 des germes aérobies garants d'une intoxication intestinale incroyablement majorée ;

5) les autres carences :

Carence en fer :
Le fer des tissus végétaux est utilisé à – 5 % de sa présence.
Le fer des tissus animaux est utilisé à 25 % de sa présence.

Carence totale en vitamine B12 :
Il n' y a pas de B12 dans les végétaux.

Carence totale en vitamine D3.

Carence en vitamine A.

Les végétaux contiennent du bêta-carotène qui sera transformé en vitamine A, **SI** le foie est en bon état.

Dans un précédent livre (*La Révolution Diététique par l'Eutynotrophie* – Albin Michel), nous avons publié des photos éloquentes de véritables végétaliens. Nous disons bien véritables car 95 % d'entre eux mentent effrontément lorsqu'ils se disent totalement végétaliens...

Voir plus loin le point sur les aliments protéiques.

Il sera fondamental que les aliments protéiques soient toujours associés à un aliment glucidique farineux ou féculent.

Pourquoi ?

Un grand nombre d'adeptes des méthodes naturelles, beaucoup de naturopathes et de naturothérapeutes, conseillent l'alimentation dissociée.

Shelton, hygiéniste américain, reprenant les travaux du Dr Hay, fut l'un des premiers à répandre cette méthode à travers le monde. Précisons bien que nous ne parlons pas ici du dissocié sportif ni de l'alimentation dissociée amaigrissante, mais de l'alimentation dissociée des naturopathes et naturothérapeutes et de certains médecins qui se disent nutritionnistes.

Or, cette méthode est une des plus dangereuses. Nous avions en effet remarqué depuis longtemps qu'après quelques mois (après quelques années pour les plus résistants) d'alimentation sheltonienne, l'individu perdait du poids, sa vitalité, son énergie, sa sexualité. Parallèlement à la fonte musculaire se développaient des maux comme l'ostéoporose, l'impuissance, l'aménorrhée de carence protéique, la frilosité extrême et, finalement, la cachexie.

En quoi consiste le dissocié sheltonien ?

À la base, le régime sheltonien s'organise autour de trois repas quotidiens ainsi caractérisés :

- **le matin :** un repas de fruits aqueux ;
- **le midi :** crudités-légumes + légumes cuits + aliments protéiques (viande ou poisson ou œufs ou oléagineux) ;
- **le soir :** crudités-légumes + légumes cuits + un aliment glucidique (soit pommes de terre ou riz ou pain ou millet ou autre céréale).

J'avais depuis longtemps constaté les effets catastrophiques de l'alimentation dissociée, mais c'était une observation empirique qu'est venu confirmer l'ouvrage *Nutrition, métabolisme et diététique* des Pr Tchobroutsky et B. Guy-Grand, décrivant parfaitement le mécanisme de cette destruction de la santé.

Conséquence du régime dissocié

Schématiquement, il faut savoir que deux hormones sont sécrétées pendant la digestion : l'insuline et le glucagon.

– L'insuline, hormone de la nutrition

Il convient de souligner que l'insuline n'est pas seulement comme on l'enseigne classiquement, l'hormone du métabolisme des glucides. Certes, c'est l'hormone qui permet au glucose de pénétrer à travers la membrane cellulaire, mais c'est aussi cette hormone qui permet aux acides aminés et aux acides gras de pénétrer la membrane de la cellule, assurant ainsi une nutrition complète. L'insuline est donc, en fait, l'hormone de la nutrition. Sans insuline, il n'y a pas d'anabolisme, c'est-à-dire pas de nutrition.

– L'équilibre alimentaire en une formule : insuline(++++), glucagon (+).

Une fois de plus, gastronomie et équilibre alimentaire s'accordent pour engendrer la santé.

Prenons, par exemple, un repas composé de la façon suivante : crudités variées + pommes de terre ou riz avec ou sans légumes verts cuits + viande ou poisson ou œufs + éventuellement un petit dessert sucré (tarte aux fruits cuits ou compote) + eau. Comment l'organisme utilisera-t-il un tel repas ?

Lorsqu'un repas comprend, comme c'est le cas ici, un farineux ou un féculent en quantité raisonnable, il se produit une sécrétion majeure d'insuline et une sécrétion mineure de glucagon car c'est le farineux ou le féculent qui est le facteur déclenchant de la sécrétion d'insuline. Lorsqu'il y a ainsi sécrétion majeure d'insuline et mineure de glucagon, le glucose qui provient de la digestion du farineux ou du féculent, trouve suffisamment d'insuline dans le sang pour pouvoir pénétrer à travers la membrane de nos cellules. De même, les acides gras qui proviennent de la digestion, soit du corps gras employé, soit des corps gras toujours associés à l'aliment protéique, trouvant suffisamment d'insuline, peuvent pénétrer à travers la membrane cellulaire et nourrir la cellule.

De la même façon encore, les acides aminés qui proviennent de la digestion protéique (viande, poisson ou œufs), lorsqu'ils trouvent suffisamment d'insuline, peuvent facilement pénétrer la membrane cellulaire pour nourrir la cellule.

En somme, ce repas constitue une nutrition parfaite. Un repas équilibré engendre donc un taux d'insuline normal (++++) et un taux de glucagon bas (+).

– Le déséquilibre alimentaire : inversion du rapport insuline-glucagon

À l'inverse, prenons un repas composé de céleri + légumes verts cuits (haricots verts, par exemple) + viande ou poisson ou œufs, mais sans pain, ni pâtes, ni riz, ni pommes de terre, ni dessert sucré, c'est-à-dire pratiquement sans glucides (les haricots verts apportant très peu de glucides) : il y aura une sécrétion très modérée d'insuline (+) et lorsqu'il y a une sécrétion modérée d'insuline, il y a une sécrétion majeure de glucagon (++++).

Quels vont être les résultats de cette inversion du rapport insuline/glucagon ?

Les acides aminés et les acides gras apportés par un tel repas vont trouver très peu d'insuline dans le sang ; par manque d'insuline, ils ne pourront assurer une nutrition cellulaire correcte, puisque très peu parviendront à pénétrer la cellule. On pourrait dire que la cellule est verrouillée (c'est une image, bien entendu). Les acides aminés et les acides gras, le glycérol, vont rester dans le sang. Or n'oublions pas qu'il y a une inversion du rapport insuline/glucagon, donc il y a là une sécrétion majeure de glucagon. Et ce glucagon accomplira son rôle.

– Quel est le rôle du glucagon ?

Le glucagon active la néoglycogenèse hépatique, c'est-à-dire la faculté qu'a l'hépatocyte (ou cellule hépatique) de fabriquer du glucose à partir des substrats lipidiques et protéiques. En fait, le glycérol (issu de la digestion des lipides) et les aminoacides (qui proviennent de la digestion de l'aliment protéique) vont, au niveau du foie, être transformés en glucose. Ainsi, malgré un apport protéique suffisant, on aura une malnutrition protéique puisque les aminoacides provenant de la digestion de l'aliment protéique serviront essentiellement à fabriquer du glucose au lieu d'être « livrés » aux cellules en l'état d'acides aminés.

Pour rester en parfait équilibre, l'organisme vivant a besoin, trois fois par jour, d'apport glucidique, c'est-à-dire de farineux et (ou) de féculents. Dès l'instant où un repas n'apporte pas de glucides, le corps, qui a un besoin vital de glucose, se met à en fabriquer prioritairement à partir d'éléments autres que les farineux et les féculents. Ainsi, il fabrique le glucose à partir de l'aliment protéique et de l'aliment lipidique comme on vient de le voir, et c'est d'ailleurs ce phénomène qui permet la survie pendant le jeûne. Rappelons que lorsqu'un individu jeûne, que ce soit par force ou volontairement, son corps n'a de glucose en réserve que pour 24 ou 36 heures de vie, soit entre 400 et 500 grammes si l'on tient compte de la réserve hépatique et de la réserve musculaire. Si l'individu ne fait pas de coma hypoglycémique après deux jours de jeûne, c'est bien parce que le corps fabrique son glucose à partir de la lipolyse et de la protéolyse et cela n'est possible que parce que l'organisme augmente sa sécrétion de glucagon dans ces conditions.

LES MAUX ENGENDRÉS PAR L'ALIMENTATION DISSOCIÉE

À partir de cette simple restriction alimentaire (suppression des féculents ou farineux), l'alimentation dissociée engendre des maladies pour le moins sérieuses, comme l'expliquent les schémas suivants :

<table>
<tr><th>Alimentation équilibrée</th><th>Alimentation dissociée</th></tr>
<tr><td>crudités
+
pommes de terre ou pâtes ou riz ou autres céréales avec ou sans légumes verts
+
viande ou poisson œufs
+
éventuellement un dessert
+
eau</td><td>crudités
+
légumes verts cuits
+
viande ou poisson ou œufs
+
eau</td></tr>
<tr><td>Sécrétion insuline + + + +
Sécrétion glucagon +</td><td>Sécrétion glucagon + + + +
Sécrétion insuline +</td></tr>
<tr><td>CELLULE
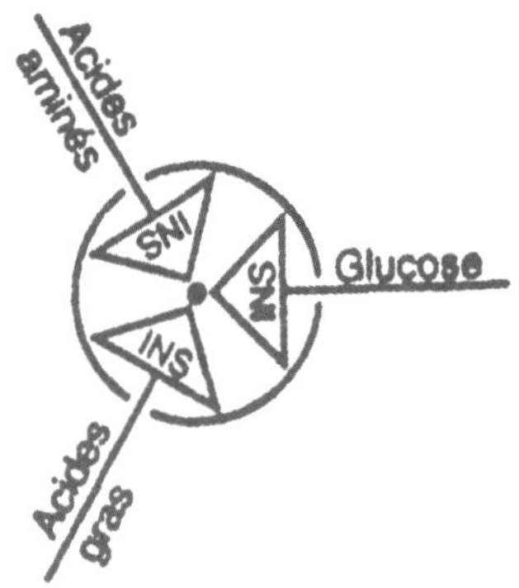

La sécrétion normale d'insuline (INS) (présence d'un farineux ou féculent aux repas) permet une nutrition correcte de la cellule.</td><td>CELLULE
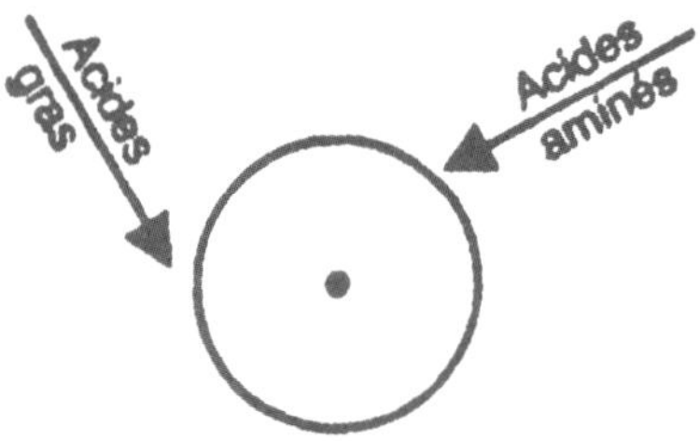

« Cellule verrouillée » : non-pénétration de la cellule par les acides gras et acides aminés. Activation de la néoglucogenèse hépathique à partir des aminoacides et du glycérol (action du glucagon). L'organisme est alors en malnutrition protéique : fatigue, anémie, fonte musculaire, ostéoporose, impuissance, aménorrhée, dépression, chute immunitaire, etc.</td></tr>
</table>

3e IMPÉRATIF

L'ALIMENTATION DOIT ÊTRE MESURÉE

Une des plus grandes nuisances alimentaires est la SURALIMENTATION.

À notre sens, il n'y a pas d'aliment nuisible, c'est avant tout la surcharge alimentaire générale qui est responsable des maladies surtout les maladies cardiovasculaires, le raccourcissement de la vie et les cancers.

Nous étudierons aussi les cas particuliers de la suralimentation vitaminique qui contrairement à l'opinion générale n'est pas anodine.

— MALADIES CARDIOVASCULAIRES —

Dans les années 70, je constatais que certains « purs végétaliens », n'ingérant ni viande, ni poisson, ni œufs, ni aucun produit laitier, avaient dès la trentaine, un taux de cholestérol entre 3 et 5 grammes et des lipides totaux entre 10 et 15 grammes/litre (on ne recherchait pas à cette époque les L.D.L, H.D.L). Pratiquant l'iridologie, j'observais chez eux des gérontoxons (anneaux gris blanchâtres constitués de cholestérol situés autour de la cornée) correspondant à des âges de 60 à 80 ans.

Comment des individus qui n'ingéraient pas un milligramme de cholestérol par an pouvaient-ils avoir, à la trentaine, un tel taux de cholestérol et de lipides totaux ? Comment expliquer ces gérontoxons et ce vieillissement chez des gens adeptes des aliments « **purs** » (sous-entendu des aliments végétaux) ?

Quelle claque à la théorie des viandes rouges accusées de tous les maux, de toutes les maladies !... En observant de très près (nutritionnellement parlant), les végétaliens qui venaient me consulter, je ne tardai pas à comprendre. Souffrant de carences protéiques, ils étaient en permanence « torturés » par la faim.

En conséquence, ils grignotaient tant et plus : biscuits, gâteaux, pâtes d'amandes, certes BIO mais « bourrés » de calories… C'est à cette époque que je compris que la « plaque » d'athérome n'a rien à voir avec le cholestérol et les lipides ingérés, mais était **fabriquée à partir de l'excédent de calories** dont le grignotage est un des vecteurs principaux ainsi que la suralimentation globale. Ce qui veut dire que les graisses animales et le cholestérol exogène ne sont nuisibles que lorsqu'ils entrent dans le cadre d'un apport calorique excessif par rapport aux besoins de l'organisme.

Dans le cas contraire, ils sont oxydés et bénéfiques, en particulier pour leur apport en vitamines liposolubles.

— RÉDUCTION DE LA LONGÉVITÉ —

Chaque être humain naît avec **une programmation déterminée de divisions cellulaires au-delà de laquelle il meurt.**

Cette programmation peut-être différente d'un individu à l'autre quant au nombre des divisions imparties.

On conçoit immédiatement que **tout ce qui accélère ces divisions cellulaires va raccourcir la vie et tout ce qui les ralentit va prolonger la vie.**

Ce qui augmente la cadence des divisions cellulaires, c'est essentiellement la suralimentation et le grignotage qui suractivant le métabolisme créent l'usure accélérée des cellules et de ce fait leur mort et leur renouvellement accéléré.

Les cellules ne pouvant se diviser qu'un nombre déterminé de fois, **la vie s'en trouve raccourcie d'autant.**

Par contre, on l'aura compris, la **réduction des quantités alimentaires ingérées,** produit un **ralentissement du métabolisme général,** avec pour conséquence, une **diminution de l'usure et du renouvellement cellulaire** ayant un sublime résultat : **la prolongation de la vie** et avec une beauté, une santé, une vitalité certes diminuées **mais** « acceptables » jusqu'à la fin de la vie.

Ne croyez-vous pas, amis lecteurs, que le jeu en vaut la chandelle ?

— RISQUE ACCRU DE CANCÉRISATION EN GÉNÉRAL ET PLUS PARTICULIÈREMENT DU TUBE DIGESTIF—

L'intestin grêle et le côlon desquament 250 grammes de cellules chaque jour, or ces organes se renouvellent tous les trois ou quatre jours, c'est-à-dire 90 à 100 fois par an. Le grignotage sollicite à l'extrême le tube digestif, et entraîne une suractivité des cellules suivie inévitablement d'une usure, d'un vieillissement et d'un renouvellement hyperaccéléré de ces cellules. Ce processus augmente les mutations de l'ADN potentiellement cancérigènes. Il devient la cause primordiale de la cancérisation du grêle et du côlon.

Le rôle protecteur des fibres, vitamines et antiradicalaires, semble très secondaire face aux dégâts occasionnés par le grignotage et la suralimentation.

LA SURALIMENTATION VITAMINIQUE

Par des doses massives de vitamines de synthèse, on peut facilement stimuler un organisme fatigué ou bloquer un symptôme-maladie.

Mais stimuler un organisme sans s'occuper des causes de la fatigue ou « bloquer » une élimination symptôme sont-ils souhaitables ?

Le naturopathe conseille les vitamines à mégadoses, prenons pour exemple la vitamine B1 (thiamine), associée ou non avec d'autres vitamines de synthèse, elle est souvent conseillée à la dose de 200 mg par jour, or cette dose donnée en 3 ou 4 gélules ou comprimés correspond à 9 kg de germe de blé ou 25 kg de pollen ou 1 000 kg de pain complet.

Malgré cela, du Québec à l'Allemagne, en passant par l'Angleterre et la France, le naturopathe a la ferme conviction de « faire dans le naturel ».

Or, ces jolis comprimés et ces belles gélules sont les résultats des plus hautes techniques de la chimie de synthèse.

Dans notre exemple, ces 200 mg de vitamines B1 pris en 3 ou 4 comprimés journaliers sont des vitamines élaborées en usine...

De même, ces praticiens vont par exemple conseiller chaque jour des doses de zinc de 30 à 100 mg, ce zinc inorganique qu'ils croient semblable à celui contenu dans les aliments.

Or, pour ingérer une telle dose de zinc, nous devrions consommer chaque jour 3 kg de viande.

Le naturopathe confond le zinc inorganique (comprimé) avec le zinc organique (viande, poisson, céréales complètes, etc.) et il confond la dose optimum avec la dose maximum.

Dans le cas du zinc en excès, il va bloquer l'absorption au niveau intestinal du fer, du cuivre et autres métaux indispensables à la vie.

En effet, ce sont les mêmes transporteurs protéiques et les mêmes sites d'absorption qui sont utilisés pour le zinc, le fer et le cuivre ; la saturation par le zinc va inhiber l'absorption du fer et du cuivre. L'anémie ferriprive et les maladies inflammatoires (carence en cuivre) pourront en être la conséquence.

Revenons aux vitamines de synthèse.

Laissez-moi vous rapporter quelques cas cliniques :

⁜ *Un monsieur, grand fumeur souffre, de « crampes terribles » dans les mollets.*

- *6 mois d'arrêt de tabac, pas de résultats.*
- ***Arrêt du super complément « alimentaire » supra-maxidosé en vitamine B, résultat : disparition rapide des crampes et retour à la marche normale.***

⁜ *Une dame souffre selon son médecin de douleurs osseuses en rapport selon lui, avec une décalcification. Elle prend un maximum de vitamine A mégadosée :*

– ***suppression de la vitamine A et ses douleurs osseuses disparaissent en moins d'un mois.***

⁜ *Un homme de 47 ans souffre d'allergie respiratoire, aucun traitement n'a d'effet.*

– ***Suppression des 1 000 mg des vitamines E de synthèse*** *qu'il prenait chaque jour régulièrement comme anti-radicalaire et disparition de son asthme.*

⁕ Un enfant de 6 mois, allaité par sa maman, souffre de vomissements répétés que rien ne soulage. La mère donne de la vitamine D, une dose mensuelle.

– Arrêt de la vitamine D dose mensuelle et prise journalière modérée, disparition rapide des vomissements.

⁕ Une femme de 55 ans a des cystites à répétition depuis 2 ans, antibiothérapie, phytothérapie, aromathérapie, réglage alimentaire… sans résultats… ***Elle ingère une quantité massive de vitamines B de synthèse*** *(super complément alimentaire) considérées comme naturelles par les naturopathes.*

– Je lui supprime les vitamines de synthèse et la cystite incurable guérit !

⁕ Un célèbre guérisseur est en pleine forme. Il a comme il dit « la pêche » et ceci depuis toujours. Mais c'est un homme qui veut encore plus. Il décide de prendre un complément nutritionnel qui lui apporte chaque jour 10 mg de vitamine B1, 10 mg de vitamine B2, 20 mg de vitamine B6, 30 mg de vitamine B3 (encore appelée PP ou niacine), et 20 mg de zinc dit chelaté…

Après un mois d'usage, il doit abandonner le sport, il ne peut plus se traîner, pense qu'il a pris un terrible « coup de vieux » et envisage la retraite…

Il me fait l'honneur de me demander mon avis.

– Je lui arrête sa spécialité sur le champ.

Huit jours après, il me téléphone pour me dire qu'il « pète le feu ».

⁕ Monsieur L.M. souffre de douleurs permanentes dans tout l'hémi-thorax droit (foie, vésicule biliaire, poumon et même le cou qui s'enraidit de plus en plus).

Ces douleurs deviennent très invalidantes. Ce monsieur ne peut plus respirer normalement, il ne peut plus tourner la tête.

Les examens de sang révèlent une augmentation modérée des transaminases et des G.G.T. avec un foie qui déborde sous les côtes, le gastro-entérologue parle d'hépatite atypique chez quelqu'un qui ne boit pas d'alcool, ne prend aucun médicament et n'a jamais présenté d'atteinte virale au niveau du foie…

Le spécialiste donne alors un médicament à base de chardon Marie qui reste sans effet.

Monsieur L.M. se tourne vers l'homéopathie qui, là encore ne donne aucun résultat.

En dernier recours, ce monsieur voit un guérisseur qui le traite avec des tisanes de Desmodium qui malheureusement n'améliorent que passagèrement son état.

Je vois alors ce monsieur, son mode de vie est particulièrement sain, je suis désarmé quant à la compréhension d'une étiologie possible.

Je conseille alors d'alterner Desmodium et aubier de tilleul + un jour de diète tous les quinze jours.

Monsieur L.M. ne met pas son portefeuille dans ses poches, il a un sac à main, au moment de me régler il sort de ce sac « bourré » de papiers et objets divers, son portefeuille et par inadvertance fait tomber une jolie boîte verte, il la ramasse et me dit : Ah, si je perds mes vitamines...

Il m'explique qu'il prend ce complément alimentaire depuis six mois, cela lui a été conseillé par un de mes collègues.

Je lis l'analyse de ce produit qui apporte chaque jour à monsieur L.M. 60 mg de magnésium, 22 mg de calcium, 15 mg de zinc, 100 mg de vitamine C, 18 mg de vitamine E, 30 mg de vitamine PP (niacine), 1,5 mg de B2, 5 mg de B5 et 3,5 mg de B6.

Ce produit est composé de minéraux inorganiques et vitamines de synthèse.

Je reviens alors sur mes positions antérieures et conseille à L.M. :

1) Ne faire aucun traitement.
2) Suppression des vitamines de synthèse.

En 48 heures, la mobilité du cou est quasi normale, en 15 jours tous les symptômes ont disparu.

Cinq ans de recul, monsieur L.M. est en parfaite santé.

Expliquer ce qui précède est simple, il y a un monde entre une vitamine élaborée avec ses cofacteurs (oligoéléments, enzymes, minéraux, flavonoïdes, etc.), grâce à la vie végétale ou animale avec les influences cosmiques et telluriques en un laps de temps de 6 à 12 mois et la vitamine ou les vitamines de synthèse dépourvues des cofacteurs et élaborées en quelques secondes en usine.

Il y a encore un monde entre mégadoses et dose optimum…

Comment peut-on penser que faire ingérer à un organisme fatigué en UN JOUR ce que nos ancêtres ingéraient en PLUSIEURS MOIS OU ANNÉES ne va pas être générateur de troubles et de maladies ?

Ces mégadoses de vitamines de synthèse (présentées souvent pour mieux noyer le poisson sur une base 100 % naturelle), vont inévitablement :

1 – « forcer » les métabolismes ;

2 – provoquer des « fractures métaboliques », par disproportion d'un élément par rapport aux autres ;

3 – entraîner des maladies inconnues type hépatites vitaminiques par surmenage du foie ;

4 – provoquer des cancers du foie et des reins.

La cancérisation se fera selon les mécanismes suivants :

A – Suractivation du foie pour transformer les vitamines en excès en métabolites éliminables et suractivation du foie et des reins à ce travail d'élimination.
B – Usure accélérée des cellules et tissus de ces deux organes vitaux par suractivité.
C – Cette destruction tissulaire accélérée sera inévitablement suivie par un renouvellement cellulaire acceléré.
D – Malheureusement, ce renouvellement cellulaire accéléré augmente les mutations de l'ADN et est ainsi potentiellement cancérigène.

La vie est une symphonie, la partition se joue sans fautes sous la baguette feutrée de l'invisible, il ne faut pas mettre un amplificateur ni au violon, ni à la contrebasse, ni à la flûte sinon la symphonie se rompt et la cacophonie s'installe.

Le naturopathe doit cesser de jouer avec la vie, s'il veut apporter des vitamines du groupe B – il suffit de manger bio et complet et peut-être de complémenter avec de la levure ou du germe de blé, s'il peut apporter des oligoéléments et des minéraux, les fruits de mer (palourdes, huîtres, moules, etc.) sont parfaits.

Les aliments naturels n'apportent pas les doses maximums pathogènes, mais les doses optimums vitalogènes.

Terminons en citant la revue *Nature*. Un article publié en avril 1998 aboutissait à une conclusion bien étrange : des chercheurs après avoir administré 500 milligrammes de vitamine C à des volontaires sains, démontraient qu'une telle supplémentation entraînait des altérations de l'ADN des cellules.

COMMENT MIEUX IDENTIFIER ET DIFFÉRENCIER LE NATUREL DU SYNTHÉTIQUE ?

EXEMPLE D'ÉTIQUETTES

Comment reconnaître le bio naturel du semi-synthétique et du synthétique ?
Lisons les trois étiquettes ci-après :

PRODUIT 100 % BIO et NATUREL

Pollen de fleurs sauvages
Germes de blé bio poudre
Huîtres sauvages poudre
pour une gélule

PRODUIT SEMI-SYNTHÉTIQUE SEMI-NATUREL

Zinc 10 mg
Cuivre 15 mg
Chrome 10 mg
(S) Vit. B1 10 mg
(S) Vit. B2 10 mg
(S) Acide ascorbique 100 mg
(N) Pollen 100 mg
(N) Germes de blé 100 mg
pour une gélule

S : synthèse, N : naturel

PRODUIT 100 % SYNTHÉTIQUE

Acide para-amino-benzoïque 10 mg
Vitamine B1 15 mg
Vitamine B2 15 mg
Niacine 20 mg
Pyridoxine 10 mg
Vitamine B5 12 mg
Pour une gélule ou un comprimé

4e IMPÉRATIF

L'ALIMENTATION DOIT ÊTRE DIGESTE

Les physiologistes sous-estiment l'importance de la digestion stomacale. En effet, lorsque la digestion stomacale devient très laborieuse sous l'influence des facteurs étudiés plus loin, il se produit un afflux de sang au niveau de l'estomac **ou hyperhémie stomacale.**

Cette hyperhémie va avoir des conséquences en **amont et en aval de l'estomac.**

Lorsque la digestion stomacale devient **chroniquement difficile,** l'hypochlorhydrie chronique s'installera progressivement **avec de graves conséquences en aval de l'estomac.**

Voici le schéma des conséquences de la maldigestion gastrique.

Dans certains cas, surstimulation du pneumogastrique
déclenchant l'asthme en l'absence de tout allergène.

\+

d'ou infections chroniques et à répétition des voies ORL et pulmonaires

↑

Milieu de culture idéal pour les micro-organismes

↑

L'hypersécrétion des bronches et muqueuses ORL

↑

L'hyperhémie des bronches et voies ORL entraîne :

↑

Par voie de contiguïté, hyperhémie des bronches et voies ORL

↑

Hyperhémie œsophagienne

↑

HYPERHÉMIE GASTRIQUE

↑

en amont

MALDIGESTION GASTRIQUE

en aval

↓

AVEC LE TEMPS HYPOCHLORHYDRIE

↓

L'hypochlorhydrie entraîne l'installation dans le grêle :

- d'une flore de type fécal qui normalement ne colonise que **le côlon et la partie terminale de l'iléon**
- d'une multiplication par 1000 à 10 000 des bactéries aérobies

↓

La flore fécale, pathogène pour le grêle et la flore aérobie multipliée attaquent excessivement la muqueuse et augmentent anormalement sa perméabilité déjà très augmentée par l'hyperhémie

↓

D'où passage décuplé de toxines – macromolécules, voire de bactéries – entérovirus et mycéliums

↓

Avec le temps ou lors de période de stress ou fatigue

↓

Surmenage du chorion conjonctif intestinal et des cellules de KUPFFER
du foie assurant la détoxication et la détoxination

↓

d'où :

A. Passage excessif de MACRO-MOLÉCULES générant les maladies inflammatoires et auto-immunes.

B. Passage excessif de TOXINES scatols, indols, phénols, cadavérines, putressines, spermine, spermidines créant si éliminations des dermatoses et écoulements divers. Et si non-éliminations, des lithiases, de l'arthrose etc. Mais ces cadavérines, putrescines, spermines, spermidines* vont spécifiquement « casser » les liaisons hydrogènes des bases puriques de l'ADN créant l'activation des mitoses et le cancer.

C. Le passage excessif des bactéries, entéro-virus et mycelliums va évidemment créer les infections de diverses natures.

D. Au niveau cellulaire, les toxines créent un « colmatage » des membranes cellulaires → difficulté à l'oxygénation cellulaires → Augmentation anormale au niveau des mitochondries des glycolyses anaérobies par rapport aux glycolyses aérobies → acidification cellulaire par l'acide lactique → PH entre 6 et 7 → destruction des ADN → cancérisation.

* Je dénonce le rôle de ces toxines depuis 40 ans, elles sont appelés maintenant polyamines.

Il est donc fondamental de comprendre les causes de maldigestion stomacale, ce sont :

1.LE NON-STOP ALIMENTAIRE

Les adultes mangent entre 5 et 10 fois par jour; les enfants mangent entre 10 et 15 fois par jour*.

*est considéré comme « repas» chaque prise alimentaire de la journée (bonbon, fruits secs, sirops, biscuits etc.)

Ceci est gravissime car après un repas, l'organisme PROGRAMME la digestion stomacale et intestinale pour de nombreuses heures.

La digestion stomacale dure 4 à 6 heures pour un adulte; 3 à 5 heures pour un enfant.

L'organisme va programmer sa digestion en **amylases** (enzymes digérant les farineux et féculents), en **Protéases** (enzymes digérant les protéines) **en lipases** (enzymes digérant les lipides), en **acide chlorhydrique** et en **pepsinogène-pepsine** etc. afin que telle ou telle sécrétion, telle ou telle enzyme soit produite et déversée sur le bol alimentaire A UN MOMENT PRECIS DE LA DIGESTION EN FONCTION DE LA NATURE BIOCHIMIQUE DU REPAS INGERE.

Si 1H30 ou 2H ou 3H après un repas, au moment ou est déversé telle sécrétion, telle enzyme correspondant à la programmation digestive arrivée **au stade C ou D ou X**, on ingère une pomme ou quelques dattes ou un biscuit ou n'importe quel autre aliment, ON CHANGE BRUTALEMENT LA NATURE BIOCHIMIQUE DU « BOL ALIMENTAIRE» en pleine digestion et LA PROGRAMMATION ENZYMATIQUE NE CORRESPOND PLUS A CE NOUVEAU BOL ALIMENTAIRE;

La digestion s'arrête totalement pendant vingt minutes - le temps que l'organisme analyse la situation nouvelle et reprogramme une autre digestion nécessité par un bol alimentaire de nature biochimique autre.

Les conséquences seront :

A. Fatigue inexpliquée

B. Inattention psychique

C. Vitalité soustraite au système immunitaire pour être dispatchée sur le tube digestif.

C'est l'origine fréquente de la chute immunitaire générale.

D. Intoxination de l'organisme
E. Hyperhémie stomacale et ses conséquences sur le plan ORL et bronchique (vous page 37)
F. Malaises et troubles digestifs des plus divers.

2. LA SURALIMENTATION GLOBALE

La suralimentation génère les problèmes cardio-vasculaires, le vieillissement prématuré et la maldigestion.

Il n'est pas rare de voir des repas comprenant :

Charcuteries + pain + rôti + purée pommes de terre + fromages + tarte aux fruits cuits + eau.

Un tel repas devra être modifié de la façon suivante :

Crudités + rôti + purée de pommes de terre + tarte aux fruits cuits.

Deux aliments protéiques (charcuteries + fromages) et UN aliment glucidique (pain) seront enlevé midi et soir, ce qui fera par jour 6 plats en moins, soit 180 plats en moins par mois...

3. LES INHIBITEURS DE DIGESTION

Certaines boissons, soit par excès d'apport sucré en mangeant, soit par excès d'apport d'acide phosphorique ou soit par leur consistance sirupeuse inhibent la fonction stomacale. Ce sont :

- les sirops
- les sodas
- l'hydromel

4. LES ALIMENTS SURINDIGESTES

Certains mélanges alimentaires créés à partir d'aliments bio comportant des céréales crues avec du miel, des fruits aqueux, des yaourts, des huiles etc. sont impossibles à digérer. Les fermentations qu'ils engendrent stimulent anormalement l'organisme produisant une euphorie factice.

La digestion est tellement laborieuse que ces mélanges « abracadabrants» permettent à l'adepte de « tenir» jusqu'au soir. Ingéré à 7H/8H du matin, on ne retrouve la faim que vers 19h/20h...

Ce sont :
- les mueslis divers
- la crème Budwig

D'autres aliments sont aussi très indigestes, ce sont :
- les charcuteries
- les pizzas insuffisamment cuites
- les pains à 5 ou 6 farines et plus
- le miel, s'il est ingéré aux repas comprenant divers aliments

5. LA PRÉSENCE DES FRUITS AUX REPAS

Les fruits aqueux (pomme, poire, pêche, cerise, melon, tomate, pamplemousse, orange...) ne subissent aucune digestion dans l'estomac.

Ingérés vers 17h-17h30, lorsque l'estomac est vide, ils « passent « très vite dans le grêle où ils sont facilement digérés.

Ingérés lors d'un repas équilibré comprenant crudités légumes + farineux ou féculents + viande ou poisson ou œufs, ils stagnent dans l'estomac plusieurs heures induisant une gêne mécanique et l'absorption des sécrétions gastriques.

Ils sont responsables alors de flatulences, pesanteur gastrique et hyperhémie stomacale avec ses conséquences.

AUTRES CONSÉQUENCES DE LA MALDIGESTION

À l'état normal, il y a toujours un passage de peptides ou autres macromolécules à travers la muqueuse intestinale. Ces molécules antigéniques sont nécessaires à l'élaboration d'anticorps assurant l'immunité.

Mais un passage excessif de macromolécules dans le système porte va donner lieu à diverses pathologies.

***Au niveau du foie,* elles pourront** former, avec les macromolécules de l'hépatocyte, **un allergène.**

***Au niveau général*, en fonction d'affinités de structures**, elles pourront se fixer sur divers organes : thyroïde, articulations, etc., **créant des maladies inflammatoires**, polyarthrite rhumatoïde, **ou des maladies auto-immunes,** sclérose en plaques, thyroïdite d'Haschimoto, lupus érythémateux...

Ainsi, non seulement les macromolécules « alimentaires », mais aussi les peptides bactériens, voire les bactéries, les virus et les mycéliums traverseront la muqueuse. Ils traverseront également le chorion conjonctif sous-muqueux qui assure les défenses immunitaires et qui est déjà affaibli par le stress, les changements d'habitudes, les carences, l'insomnie...

La digestion laborieuse s'accompagne d'un afflux plus important de sang (artère mésentérique) **au niveau du tube digestif et d'une relative stagnation au niveau du système porte** car le foie sur-sollicité (métabolisme et détoxication) est en hyperhémie.

Cette hyperhémie retentit sur la veine porte.

La pression augmentée dans le système porte va créer une dérivation sur le système circulatoire azygos se jetant non pas dans la veine cave inférieure, mais dans **la veine cave supérieure** recevant le sang de la partie supérieure du corps, cerveau et membres supérieurs.

Quelles seront encore les conséquences ?

Une partie du sang ne sera pas détoxiqué.
Cette dérivation sur la veine cave supérieure **va ralentir le retour du sang cérébral**, et partant, le drainage du cerveau, et du fait de la stagnation du sang au niveau cérébral, sa nutrition et son oxygénation.

Ainsi de nombreuses dysfonctions, baisse de l'intellect et de la mémoire, etc., auront une origine hépatique.

La pullulation massive des bactéries, dans le duodénum, où s'abouche le cholédoque qui déverse la bile, et où s'abouche **le canal de Wirsung**, qui déverse les enzymes pancréatiques, entraînera souvent une « remontée » des bactéries **vers la vésicule par le cholédoque et vers le pancréas** par le Wirsung, d'où ***cholécystites ou pancréatites** inexpliquées.*

L'ANGOR

La maladie coronarienne peut, bien sûr, être causée par l'infiltration vasculaire athéromateuse mais des **crises vasoconstrictrices répétées** au niveau des coronaires peuvent créer l'ischémie et des nécroses cardiaques.

L'infarctus peut être causé par ce mécanisme dont les sources sont au niveau **biliaire, digestif** et surtout **pancréatique** (voir : *La maladie coronarienne d'origine pancréatique*, de A. Lévy).

L'hypertonie vésiculaire due à la nécessité de vaincre un obstacle cystique ou oddien (souvent fermeture ou dyskinésie oddienne) provoque une inversion du flux biliaire avec mise en tension des voies biliaires.

C'est au moment même du reflux biliaire et de l'hypertonie vésiculaire que se déclenche la douleur angineuse qui se dissipe au moment même où cesse la distension des voies biliaires, ainsi que le prouve l'instantané radiographique.

L'ulcère du duodénum évolue parfois dans un silence abdominal quasi complet avec, pour seule manifestation clinique, des crises coronaro-constrictrices, ainsi que le prouve l'étude de A. Lévy.

Mais c'est surtout l'œdème, l'inflammation ou la congestion du pancréas, **la pancréatite qui, par la distension mécanique de la loge fibreuse duodéno-pancréatique richement innervée, va générer des crises réflexes vaso-motrices répétées au niveau des coronaires.**

Cette pancréatite évolue souvent dans un silence abdominal complet.

En effet, bien des crises d'angor évoluent sur un arbre coronarien intact, sans lésion athéromateuse et, si le praticien recherche l'atteinte pancréatique, il la retrouvera fréquemment.

Bien entendu, si les crises de sténo-cardie sont modérées en intensité et si l'arbre coronarien est sans lésions, ce sera sans doute le « silence cardiaque », mais si les crises atteignent un certain paroxysme, elles peuvent à elles seules créer l'ischémie et des nécroses.

S'il y a de plus, processus athéromateux, les crises vasoconstrictrices répétées causeront la rupture d'une plaque athéromateuse ou d'une zone de l'intima devenue friable et ce sera le drame. (A. Levy)

LE CANCER

Comme je le constatais et je l'écrivais dans les années 75 déjà, si l'on excepte les cancers dus au tabac (voies respiratoires), les cancers dus à l'alcool (œsophage et estomac), les cancers dus aux **stress** majeurs ou stress à répétition, on s'aperçoit que la majorité des cancers atteint le tube digestif et ses annexes, foie et pancréas.

Il est d'ailleurs plaisant, pour un naturopathe, de voir certains cancérologues reprendre ces arguments, un quart de siècle après lui...

Comment expliquer la cancérisation ?

C'est **l'érosion accélérée de la muqueuse du grêle et du côlon** qui entraîne **un renouvellement cellulaire accéléré,** lequel sera suivi par une **augmentation des mutations de l'ADN potentiellement cancérigènes.**

L'érosion accélérée étant due à la multiplication bactérienne par maldigestion.

Certes les carences en fibres et autres jouent un rôle dans cette grave pathologie mais, à notre sens, **la condition première** est **l'érosion** et **le renouvellement accéléré de la muqueuse** dû à l'alimentation incorrecte (suralimentation – grignotage – fruits ingérés aux repas – aliments sur-indigestes générant : maldigestion → prolifération bactérienne → érosion des muqueuses → cancérisation.

Quant aux cancers du **foie** et du **pancréas,** ils ont aussi pour origine une **suractivité métabolique** (toxiques, toxines, suralimentation), à laquelle font suite une **usure cellulaire** et un **renouvellement cellulaire accéléré,** suivis d'une augmentation de **mutations de l'ADN potentiellement cancérigènes.**

Doit-on rappeler que, dans les camps de concentration allemands, pendant la guerre de 39-45, le cancer n'existait pas, malgré le stress inouï et la quasi-absence de fibres.

Ce n'est certainement pas trop s'avancer que de supposer que la **flore intestinale très réduite** du fait de la diminution massive des substrats (résidus alimentaires), le semi-repos et le **ralentissement des divisions cellulaires de la muqueuse entérique et colique n'étaient pas étrangers à ce phénomène.**

LES PROBLÈMES MÉCANIQUES

Un estomac, un intestin grêle ou un côlon **dilaté, lourd, ptôsé et inflammatoire** vont générer des « lésions de voisinage », lombalgie, sciatalgie, cruralgie par traction excessive sur les ligaments « suspenseurs » appendus aux apophyses vertébrales.

De même, **un foie hypertrophié vers le bas,** va créer des compressions sur l'angle droit du côlon, compressions se répercutant sur le cæcum et sur les organes génitaux de la femme, la stagnation sanguine dans le système porte va créer l'hyperémie des organes génitaux pour les deux sexes.

Un foie hypertrophié vers le haut, va surélever la coupole diaphragmatique droite et entraîner une respiration thoracique en torsion avec blocage des vertèbres dorsales et cervicales, douleurs à la nuque…

LES INFECTIONS VIRALES ET BACTÉRIENNES

Lorsque le passage des macromolécules, des peptides bactériens, des toxines diverses à travers la muqueuse du grêle subissant une érosion excessive *devient massif,* les macrophages, les lymphocytes de tous types, les anticorps sont mobilisés en particulier au niveau du chorion conjonctif pour limiter l'invasion du milieu intérieur.

Les éléments connus et inconnus de **l'immunité dispatchés massivement à ce niveau laissent alors l'organisme fragilisé face à tout germe jusqu'alors contrôlé par le système immunitaire.**

C'est alors la flambée virale ou bactérienne, le plus souvent maîtrisée mais parfois fatale. Mais surtout ne dites jamais à personne que **l'immunité fleurit dans l'assiette,** c'est trop simple et si c'était vrai cela se saurait…

QUELQUES PRÉCISIONS SUR LE FOIE ET LE CÔLON

À l'état normal, la quasi-totalité des glucides, des lipides et des protides est absorbée par le grêle. Il ne parvient dans le caecum et le côlon que la cellulose sur laquelle les agents bactériens cellulolytiques libèrent l'amidon intracellulaire subissant une fermentation alcoolique, avec libération d'anhydride carbonique et une fermentation acide, avec libération d'acides citrique, succinique, lactique, propionique, acétique, butyrique, propylique, etc. Certains de ces acides sont volatils (acides acétique, pyruvique, butyrique).

Un autre processus intervient sur la sécrétion muco-protéique du côlon – d'ailleurs stimulée par les acides de fermentation – sur les cellules desquamées – 250 g/24 heures, sur les cadavres microbiens (10 000 milliards de bactéries meurent par 24 heures dans le côlon), sur le collagène ou tissu conjonctif de la viande, c'est-à-dire 15 à 20 grammes par jour et enfin sur l'urée rejetée dans le côlon (15 % du pool de l'urée).

Cet « ensemble », sécrétion muco-protéique, cellules desquamées, cadavres microbiens, collagène et urée, va subir l'action des perfringens, c'est-à-dire, la transformation en acides aminés.

Que deviennent ces acides aminés ?

- 1/3 approximativement sert à des re-synthèses bactériennes ;
- 1/3 passe dans le sang et sera utilisé par les cellules ;
- 1/3 subira le processus de putréfaction, c'est-à-dire :
  - . par désamination des acides aminés, il y aura production d'acides gras et d'ammoniac,

. par décarboxylation, production de gaz carbonique et bases aminées plus ou moins toxiques : histamine, tyramine, cadavérine, putrescine, phénol, indol, scatol, etc.

Ces éléments toxiques et toxiniques passent dans le sang du système porte qui amène au foie le sang de l'estomac, du grêle, du côlon, et du pancréas.

Le foie va alors détoxiquer le sang du système porte par glycuro- et sulfo-conjugaison.

Mais un foie gravement surmené ne neutralisera plus correctement les cellules mortes, les toxiques ingérés, les toxines du tube digestif, ce sera alors l'intoxication et l'intoxination.

À propos des toxines provenant du tube digestif, notons la nécessité absolue d'un apport bi-quotidien de fibres.

Ces fibres permettent l'hydratation et la préhension du bol fécal, mais aussi, cela est rarement mis en évidence, par la production d'acides (fermentation de l'amidon intracellulaire des fibres dans le côlon) de **limiter la flore anaérobie de putréfaction.**

5e IMPÉRATIF

L'ALIMENTATION DOIT ÊTRE INDIVIDUALISÉE

L'individualisation ne doit pas être une mode, un verbiage ou un plaisir médiatique dont on parle d'autant plus que l'on n'a rien à dire.

Les individualisations prônées par l'auteur sont basées sur des observations répétées pendant un demi-siècle. Elles prouvent leurs réalités par des résultats concrets, voire spectaculaires.

Il faudra tenir compte de certaines nécessités nutritionnelles si l'on veut que l'alimentation convienne parfaitement à l'individu.

Par exemple :
- du potentiel oxydant vis-à-vis des acides citrique, tartrique, malique, des fruits,
- de la nécessité de prendre ou perdre du poids,
- des habitudes acquises,
- de l'âge,
- du climat,
- du fonctionnement endocrinien…

Ceci sera étudié après le chapitre fondamental :

CONCRÈTEMENT QUELLE ALIMENTATION ?

CONCRÈTEMENT QUELLE ALIMENTATION ?

en fonction des 5 impératifs étudiés précédemment

PLAN ALIMENTAIRE DE L'ENFANT ET DE L'ADOLESCENT

LE REPAS DU MATIN

soit : infusion **ou** malt **ou** chicorée **ou** lait d'amandes
+
pain 85 % ou 92 % à une farine
+
oléagineux variés où prédominent les noix

---

soit : infusion **ou** malt **ou** chicorée **ou** lait d'amandes
+
pain 85 % ou 92 % à une farine
+
beurre

---

soit : infusion **ou** malt **ou** chicorée
+
pain 85 % ou 92 % à une farine
+
1 œuf à la coque **ou** viande froide

Soit : préparée avec de l'eau du Mont Roucous, bouillie avec farine d'orge **ou** d'avoine **ou** de riz **ou** de blé.
Cuisson à feu doux 10 minutes, ajouter alors le lait d'amandes **DIEMILK**
Éviter farines crues ou précuites.

Soit : bouillie préparée à l'eau du Mont Roucous avec flocons d'orge **ou** riz **ou** blé **ou** avoine auxquels on mélange après cuisson une cuillère à soupe de lait d'amandes et du Valdivia (sucre).
Cuisson à feu doux 10 minutes.
Éviter le cru et le précuit.

LES REPAS DE MIDI ET DU SOIR

Des crudités
(préparées avec de l'huile de noix Alvie,
des aromates et un peu de citron ou de vinaigre)

\+

Pommes de terre **ou** autres tubercules **ou** pâtes **ou** riz **ou** millet **ou** autres céréales **ou** légumineuses **avec** ou **sans** légumes verts cuits

\+

Viande **ou** poisson **ou** œufs **ou** plateau de fruits de mer

\+

Dessert : chocolat noir **ou** tarte aux fruits cuits **ou** compote bien cuite

\+

Eau du Mont Roucous

À ces repas éviter : fruits, jus de fruits, tomate, jus de tomate, melon, pamplemousse, jus lacto-fermentés, yaourts, fromage blanc, sirops, sodas, miel, aliments contenant du miel, tout aliment liquide ou solide à base de soja cru, desserts sucrés au jus de fruits.

LE GOÛTER

En région ou climat chaud ou tempéré :
Fruits frais aqueux (une variété)
+
Fruits oléagineux : noix **ou** noisettes **ou** amandes **ou** pistaches **ou** cajous

En saison froide ou climat froid ou très froid :
Compote chaude
+
Noix **ou** noisettes **ou** amandes **ou** pistaches **ou** cajous

À ce goûter, on évitera : tout farineux, tout féculent, toute sucrerie, tout gâteau et chocolat, les fruits secs, les fruits amylacés (châtaignes, bananes) ; **en somme aucun glucide concentré entre les repas.**

Le goûter spécial de l'enfant sportif en période d'entraînement :
soit : fruits amylacés : châtaignes **ou** bananes
soit : fruits secs : dattes **ou** figues **ou** bananes séchées
soit : miel ingéré seul
+
Eau du Mont Roucous

Note spéciale sur les sodas :
Les sodas sont très riches en acide phosphorique. Pris aux repas de midi et du soir, ils inhibent la digestion gastrique des amylacés. Pour les inconditionnels de ces boissons, il est possible de supprimer cette nocivité. On prendra alors le soda au goûter en remplacement du fruit, ce qui donnera le goûter suivant :

Goûter-soda :
Coca-cola **ou** Pepsi-cola **ou** autres sodas
+
Noix **ou** noisettes **ou** amandes **ou** pistaches **ou** cajous

PLAN ALIMENTAIRE DE L'ADULTE

LE REPAS DU MATIN

Une des boissons chaudes suivantes : infusion **ou** malt **ou** chicorée **ou** café **ou** thé

\+

soit : pain et oléagineux variés où prédominent les noix

soit : pain beurré

soit : une variété de fruits secs **ou** dattes **ou** figues **ou** bananes séchées...

soit : une variété de fruits amylacés, **ou** châtaignes **ou** bananes

soit : miel **nature** (sans pain, sans céréales, sans yaourt, sans fromage blanc ou autre, c'est-à-dire ingéré seul)

soit : pain + 1 ou 2 œufs à la coque **ou** viande froide

Le **pain** sera toujours fabriqué **avec une seule farine,** il sera **bio** si possible et **semi-complet** (extraction 85 %) ou **complet** (extraction 92 %).
La boisson chaude pourra être sucrée avec un peu de sucre de canne bio, type Valdivia.

On évitera à ce repas :

- fruits et jus de fruits ;
- jus lacto-fermentés ;
- müeslis et crèmes Budwig ;
- yaourts ;
- yaourts au soja ;
- tout liquide ou aliment à base de soja cru.

LES REPAS DE MIDI ET DU SOIR

Une crudité

(préparée avec de l'huile de noix Alvie et des aromates avec un peu de citron ou de vinaigre)

\+

Pommes de terre **ou** autres tubercules **ou** pâtes **ou** millet **ou** autres céréales **ou** légumineuses **avec** ou **sans** légumes verts cuits

\+

Viande **ou** œufs **ou** poisson **ou** plateau de fruits de mer

\+

Dessert : chocolat noir Valrhona **ou** tarte aux fruits cuits **ou** compote bien cuite

\+

Eau du Mont Roucous

Le pain n'est pas nécessaire s'il y a aux repas pommes de terre ou céréales, il est impérativement nécessaire si ces aliments sont absents.

Le vin : selon tolérance et bio ; 1/2 à 1 verre, il n'est pas indispensable, le meilleur état cardiovasculaire des Français par rapport aux Américains est dû à une ration alimentaire nettement moins calorique…
La viande : autant que faire se peut, la choisir bio.
Le poisson : uniquement de pêche.

À ces repas éviter : fruits, jus de fruits, tomate, jus de tomate, melon, pamplemousse, jus lacto-fermentés, yaourts, fromage blanc, sirops, sodas, miel, aliments contenant du miel, tout aliment liquide ou solide à base de soja cru, desserts sucrés au jus de fruits.
On évitera aussi l'usage habituel des aliments frits, grillés, fumés, carbonisés…

On pourra terminer le repas par : soit une infusion, soit un thé ou un café si l'on est habitué à ces boissons. Cependant on évitera tout abus, la caféine du

thé et du café ne sont pas sans danger, de même les « goudrons » du café. Par contre, thé et café seront strictement évités entre les repas (passage brutal de la caféine dans le sang).
Les crudités seront, bien sûr, variées d'un repas à l'autre, mais on préférera les crudités racines (céleri, carottes, etc.) aux repas de midi et les crudités feuilles (laitue, endives, etc.) aux repas du soir.

La friture est acceptable de temps en temps, mais toujours à basse température et à l'huile d'arachide, de palme ou d'olive.

LE GOÛTER

Il sera pris très exactement **deux heures avant le repas du soir** et seulement **si l'on a faim.**

Goûter en saison ou région chaude : 100 à 500 g de fruits aqueux.
Goûter en saison ou climat tempéré : 50 à 250 g de fruits aqueux.
Goûter en saison ou climat froid et très froid : compote chaude.
Goûter du sportif à l'entraînement assez intensif ou intensif :
Bananes **ou** dattes **ou** figues.

On évitera définitivement à tous les repas et pour tous :

- müeslis divers ;
- crèmes Budwig ;
- préparation au soja cru ;
- yaourts au soja ;
- compote sucrée au jus de fruits ou aux sirops divers y compris au sirop de blé ;
- pain fabriqué avec plusieurs farines ;
- céréales crues, ou précuites (elles doivent être cuites) ;

– produits fabriqués avec de nombreux composants et tout particulièrement ceux comprenant des céréales, des légumineuses associées à de la tomate ou (et) des fruits ;
– jus lacto-fermentés ingérés avant, pendant ou après les repas ;
– sirops ;
– hydromel.

Les fruits – les tomates – les jus de fruits – les jus de tomate – les melons – les pastèques seront ingérés exclusivement au goûter et **l'un ou l'autre.**

Pour les inconditionnels des **sodas** riches en acide phosphorique, prendre ces boissons vers 17 heures, c'est-à-dire 2 heures avant le repas du soir. On pourra prendre ensuite des oléagineux variés. Cela devient alors le goûter.

PLAN ALIMENTAIRE DE L'INDIVIDU ÂGÉ

La femme âgée, l'homme âgé ont très exactement les mêmes besoins nutritionnels que l'adulte. Leur alimentation sera donc la même que pour celui-ci.

Il faut se méfier des diététiciens de toutes obédiences qui veulent diminuer la ration protéique en fonction de l'âge.

Les résultats seront toujours la fonte musculaire, l'ostéoporose, la « chute immunitaire », la disparition de la libido et le vieillissement accéléré.

Ce qu'il faut soigneusement surveiller, c'est la denture.

Une denture en mauvais état, et voilà que l'on évite les viandes, les poissons et si, de plus l'on aime peu les œufs, on peut dire, sans faire de la « sinistrose », que l'on va descendre « vitesse grand V ».

Non seulement l'individu va souffrir de carences protéiques mais aussi de carence en vitamines D3, acide folique, B12, fer, etc.

Il est donc fondamental de restaurer une denture abîmée et inefficace.

Mais dans certains cas : insuffisance financière, absence de sécurité sociale ou simplement refus des soins dentaires, il faudra recourir à la « stratégie alimentaire » suivante.

LE REPAS DU MATIN

Dans un « bon » 1/2 litre de Mont Roucous, mettre à cuire à feu doux 10 minutes, 2 à 4 cuillères à soupe de l'une des farines suivantes :

- farine d'orge ;
- farine d'avoine ;
- farine de riz ;
- farine de châtaignes.

Remuer ce mélange eau et farine jusqu'à épaississement (cuire 15 minutes environ).

Retirer du feu et ajouter 1/2 à 1 cuillère à soupe de purée d'amandes ou de noisettes ou de sésame de qualité (Hervé – De Bardo...)

Consommer nature ou selon le goût, salé ou sucré avec du Valdivia.

On pourra choisir les farines en fonction de certaines particularités.

L'orge est digeste et favorise le transit intestinal.

L'avoine est tonifiante, plus minéralisée. L'observation prouve qu'elle améliore la résistance au froid et à l'effort.

Le riz est digeste. Il est intéressant lors d'un transit intestinal un peu rapide.

La châtaigne est très digeste, nutritive et savoureuse.

LES REPAS DE MIDI ET DU SOIR

Potage équilibré :

– Faire un velouté de légumes (1/4) et pommes de terre (3/4).
– Avant de retirer du feu, ajouter au velouté de légumes et pommes de terre :

. soit 2 œufs que l'on mélange intimement au velouté,

. soit gros « comme deux œufs », c'est-à-dire 120 g approximativement (surtout pas moins), de viande ou de poisson haché ou mieux, mixé.

. Cette viande ou ce poisson, seront cuits au préalable et ajoutés au velouté de légumes et pommes de terre.

. Enfin, avant de servir le « potage équilibré », on lui ajoutera encore 1/2 verre de jus de légumes fraîchement pressés (céleri ou carotte ou fenouil, etc.) + 1 cuillère à café d'huile de noix Alvie, (à notre connaissance, seule huile de noix obtenue sans préchauffage et extraite en deçà de 40° C.).

– On terminera le repas par une compote, ou l'on sucera 2 à 3 barres de chocolat (Valrhona).

– La boisson : eau du Mont Roucous et un peu de très bon vin, uniquement si cela fait plaisir.

LE GOÛTER

Ce sera en saison ou climat chaud ou tempéré : un jus de fruits.

Ce sera en saison ou climat froid : une compote chaude.

– Vieillissement articulaire
milieu des repas : 1 comprimé de POP.

– Vieillissement vasculaire
milieu des 3 repas : 1 gélule de NUTRIGOLD.

– Vieillissement oculaire (cataracte, dégénérescence maculaire)
À jeun : 1 à 2 cuillères à soupe de POLLEN FRAIS de SAULE (Percie du Sert).

– Chute immunitaire
Milieu du goûter : 4 à 5 gélules de lait de jument JUMVITAL.

Plusieurs de ces compléments peuvent être utilisés sans inconvénients.

PLAN ALIMENTAIRE DU VÉGÉTARIEN

LE REPAS DU MATIN

Une des boissons chaudes suivantes: infusion **ou** malt **ou** chicorée **ou** café **ou** thé

+

soit: pain et oléagineux variés où prédominent les noix
soit: pain beurré
soit: une variété de fruits secs, **ou** dattes **ou** figues bananes séchées etc..
soit: une variété de fruit amylacés, **ou** châtaignes **ou** bananes
soit: miel **nature** (sans pain, sans céréales, sans yaourt, sans fromage blanc ou autre)

Le pain sera toujours fabriqué **avec une seule farine,** il sera **bio** si possible et **semi-complet** (extraction *850/0)* ou **complet** (extraction *920/0).*

La boisson chaude pourra être sucrée avec un peu de sucre de canne bio, type Valdivia.

On évitera à ce repas :

- Fruits et jus de fruits;
- Jus lacto-fermentés
- Müeslis et crème Budwig ;
- Yaourts;
- Yaourts au soja;
- Tout liquide ou aliment à base de soja cru.

LE REPAS DE MIDI

Une crudité

(préparée avec de l'huile de noix Alvie + des aromates et un peu de citron ou de vinaigre).

+

Pommes de terre **ou** autres tubercules **ou** pâtes **ou** millet **ou** autres céréales **ou** légumineuses **avec ou sans** légumes verts cuits.

+

Tous les jours : 2 ceufs bio.

+

Dessert: chocolat noir Valrhona **ou** tarte aux fruits cuits **ou** compote bien cuite

+

Eau du Mont Roucous.

Le pain n'est pas nécessaire s'il y a aux repas pommes de terre ou céréales, il est impérativement nécessaire si ces aliments sont absents.

Le vin : selon tolérance et bio ; 1/2 à 1 verre, il n'est pas indispensable, le meilleur état cardio-vasculaire des Français par rapport aux Américains est dû à une ration alimentaire nettement moins calorique...

A ces repas éviter : fruits, jus de fruits, tomate, jus de tomates, melon, pamplemousse, jus lacto-fermentés, yaourts, fromage blanc, sirops, sodas, miels, aliments contenant du miel, tout aliment liquide ou solide à base de soja cru, desserts sucrés au jus de fruits.

On évitera aussi l'usage habituel des aliments frits, grillés, fumés, carbonisés....

On pourra terminer le repas par: soit une infusion, soit un thé ou un café si l'on est habitué à ces boissons. Cependant on évitera tout abus, la caféine du thé et du café ne sont pas sans danger, de même les "goudrons" du café. Par

contre, thé et café seront strictement évités entre les repas (passage brutal de la caféine dans le sang).
Les crudités seront, bien sûr, variées d'un repas à l'autre.

La friture est acceptable de temps en temps, mais toujours à basse température et l'huile d'arachide, de palme ou d'olive.

LE REPAS DU SOIR

Une crudité
(préparée avec de l'huile de noix Alvie + des aromates et un peu de citron ou de vinaigre).

+

1 cuillère à soupe de LEVURE DE BIERE en paillette

+

Pommes de terre **ou** autres tubercules **ou** pâtes **ou** millet **ou** autres céréales **ou** légumineuses **avec ou sans** légumes verts cuits.

+

OLEAGINEUX VARIES (amandes, noisettes, noix, graines de courge, pistaches, caju...)

+

Dessert: chocolat noir Valrhona **ou** tarte aux fruits cuits **ou** compote bien cuite

+

Eau du Mont Roucous.

Le pain n'est pas nécessaire s'il y a aux repas pommes de terre ou céréales, il est impérativement nécessaire si ces aliments sont absents.

Le vin : selon tolérance et bio ; 1/2 à 1 verre, il n'est pas indispensable, le meilleur état cardio-vasculaire des Français par rapport aux Américains est dû à une ration alimentaire nettement moins calorique...

A ces repas éviter : fruits, jus de fruits, tomate, de tomates, melon, pamplemousse, jus lacto-fermentés, yaourts, fromage blanc, sirops, sodas, miels, aliments contenant du miel, tout aliment liquide ou solide à base de soja cru, desserts sucrés au jus de fruits.

On évitera aussi l'usage habituel des aliments frits, grillés, fumés, carbonisés...

On pourra terminer le repas par: soit une infusion, soit un thé ou un café si l'on est habitué à ces boissons. Cependant on évitera tout abus, la caféine du thé et du café ne sont pas sans danger, de même les "goudrons" du café. Par contre, thé et café seront strictement évités entre les repas (passage brutal de la caféine dans le sang) .

Les crudités seront, bien sûr, variées d'un repas à l'autre en préférant les crudités racines (céleri, carottes etc.) le midi et les crudités feuilles (laite, scarole, endives, mâche) le soir.

La friture est acceptable de temps en temps, mais toujours à basse température et à l'huile d'arachide, de palme ou d'olive.

LE GOÛTER

II sera pris très exactement **deux heures avant le repas du soir** et seulement **si l'on a faim.**

Goûter en saison ou région chaude: 100 à 500gr de fruits aqueux.
Goûter en saison ou climat tempéré : 50 à 250gr de fruits aqueux.
Goûter en saison ou climat froid et très froid : compote chaude.
Goûter du sportif à l'entraînement assez intensif ou intensif : Bananes **ou** dattes **ou** figues.

On *évitera définitivement* à *tous les repas et pour tous :*

- Müeslis divers ;
- Crème Budwig ;
- Soja ou préparation au soja cru ;
- Yaourts au soja ;
- Compote sucrée au jus de fruits ou aux sirops divers y compris au sirop de blé ;
- Pain fabriqué avec plusieurs farines ;
- Céréales crues, ou précuites (elles doivent être cuites) ;
- Produits fabriqués avec de nombreux composants et tout particulièrement ceux comprenant des céréales, des légumineuses associées à de la tomate ou (et) des fruits ;
- Jus lacto-fermentés ingérés avant, pendant ou après les repas ;
- Les sirops en boisson
- L'hydromel

Les fruits – les tomates – les jus de fruits – les jus de tomates – les melons – les pastèques seront ingérés exclusivement au goûter et **l'un ou l'autre.**

Pour les inconditionnels des **sodas** riches en acide phosphorique, prendre ces boissons vers 17 heures, c'est-à-dire 2 heures avant le repas du soir.

Pour l'enfant et l'adolescent même alimentation mais :

Le midi : 1 à 2 œufs le midi selon poids et appétit

à 17 h : oléagineux (nature ou en purée) en plus du fruit aqueux.

SUR CES BASES NUTRITIONNELLES FONDAMENTALES, QUELLES INDIVIDUALISATIONS?

INDIVIDUALISATION EN FONCTION DU MÉTABOLISME DES ACIDES FRUITARIENS

Dans certaines méthodes alimentaires, crudivorismes divers, végétalisme, du fait des carences graves, la faim devient permanente, aussi le pratiquant se satisfait en consommant des quantités considérables de fruits entre les repas.

Il finit souvent par utiliser de 1 à 3 kg de fruits par jour, compte tenu de ce qu'il absorbe aux repas.

Malheureusement, cette quantité est très dangereuse pour beaucoup d'individus : les acides des fruits sont normalement *comburés en gaz carbonique*

+ *eau au niveau cellulaire*, mais ces possibilités de combustion *sont extrêmement variables d'un individu à l'autre.*

Plus l'individu est frileux et fatigable, *moins il peut comburer les acides fruitariens : il devra donner ses bases minérales pour neutraliser les acides non comburés en gaz carbonique + eau.*

Ce qui avec le temps aboutira à ce que j'ai nommé le syndrome du frugivore, se caractérisant globalement par :

Au niveau du tube digestif :

- GINGIVITE ACIDE
- Dépapillation de la langue : GLOSSITE
- APHTES
- SPASMES ET DOULEURS STOMACALES
- DÉCOLORATION DES SELLES TRADUISANT L'ÉPUISEMENT HÉPATIQUE.

Au niveau des muqueuses respiratoires :

- signe de la « GOUTTE AU NEZ »
- YEUX LARMOYANTS
- RHUMES ET BRONCHITES fréquents
- Extrême sensibilité aux maladies dites A FRIGORE
- TUBERCULOSE si fruits pris en grande quantité le matin en pays froid par un sous-vital.

Sur l'état général :

- FRILOSITÉ pouvant devenir extrême
- FATIGABILITÉ chronique manifeste
- CRAMPES
- SPASMES
- CHUTE IMMUNITAIRE.

La circulation :

- HYPOTENSION
- SYNDROME DE RAYNAUD
- CYANOSE DES LÈVRES
- ENGELURES.

Les endocrines :

- ÉPUISEMENT DES SURRÉNALES
- IMPUISSANCE
- FRIGIDITÉ
- HYPERTHYROÏDIE LARVÉE.

Le système nerveux :

- ÉTAT D'IRRITABILITÉ
- INSOMNIE
- SPASMOPHILIE, TÉTANIE
- TENDANCES DÉPRESSIVES.

L'appareil osseux :

- DÉMINÉRALISATION DES DENTS (elles se carient non pas en surface mais de l'intérieur) ou elles s'effritent sans carie
- DÉMINÉRALISATION DU SQUELETTE
- OSTÉOPOROMALACIE
- MALADIE OSSEUSE DE PAGET
- HYPERLAXITÉ LIGAMENTAIRE
- BLOCAGES VERTÉBRAUX À RÉPÉTITION.

Au niveau de la peau :

- devient sèche, parfois SUEUR CORROSIVE ACIDE
- CREVASSES AUX DOIGTS ET AUX ORTEILS
- FISSURES À LA BOUCHE ET À L'ANUS
- ONGLES SE DEDOUBLANT ET S'AMINCISSANT À L'EXTRÊME
- CHEVEUX TERNES, SECS, CASSANTS.

En résumé :

Il y a schématiquement deux typologies :

1. La typologie acido-neutralisante par oxydation

Ce sont des *individus très résistants ou résistants au froid, plutôt bréviligines et de tempérament sanguin.*

Ce type morphologique combure parfaitement les acides fruitariens, il peut consommer de 500 g à un kilogramme de fruits l'été et de 250 à 500 grammes de fruits l'hiver.

2. La typologie acido-neutralisante par spoliation minérale

Ce sont des *individus frileux depuis toujours* (ne pas confondre avec la frilosité acquise, apanage du tempérament sanguin), *plutôt longiligne et nerveux.*

Nous avons vu que ce type d'individu oxyde une quantité minimale d'acides et les neutralise avec ses bases minérales (voir plus haut). Il devra avoir une consommation normale de légumes crus, mais faible de fruits aqueux : 100 à 200 grammes l'été, et 50 à 100 grammes maximum l'hiver.

Si la frilosité est très marquée, il s'abstiendra de fruits en saison froide.

INDIVIDUALISATION EN FONCTION DE LA NÉCESSITÉ DE PRENDRE DU POIDS

Lorsqu'un individu est un peu maigre par exemple 1,70 m pour 55 kg mais qu'il ne souffre d'aucune maladie, se sent en pleine forme et, si de plus ses ascendants ont aussi cette typologie, il ne faut pas intervenir, il s'agit de MAIGREUR CONSTITUTIONNELLE compatible avec la santé.

Par contre, un individu ayant toujours eu un poids normal et ayant maigri (amaigrissement) à la suite d'un stress grave, d'une opération, d'une maladie ou d'une cure de jeûne trop prolongée et ne retrouvant pas son poids de forme malgré diverses diététiques devra s'inspirer des conseils suivant, résultant de notre longue expérience.

ALIMENTATION

— MATIN —

Infusion **ou** thé **ou** café léger

\+

pain 85 % à une farine

\+

œuf coque **ou** viande froide

— MIDI ET SOIR —

Pommes de terre **ou** riz **ou** pâtes **ou** millet
avec très peu de légumes cuits
+
viande **ou** poisson **ou** œufs **ou** plateau de fruits de mer
+
crudités (10 % du repas approximativement
toujours ingérées en milieu de repas)
+
tarte aux fruits cuits **ou** compote **ou** biscuits
ou chocolat noir
+
boisson :
toujours boire CHAUD en mangeant une infusion de menthe ou
badiane ou roseau odorant, non sucrée

Il sera nécessaire de :

1. Manger avec une BOUILLOTTE CHAUDE sous les pieds.
2. Éviter toute déperdition de chaleur en mangeant ; le lieu du repas ne sera JAMAIS INFÉRIEUR à 20 °.

Impérativement : sieste pré-prandiale de 15 minutes et sieste post-prandiale de 30 à 60 minutes minimum.

— GOÛTER 17h-17h30 —

Si faim : Bananes ou fruits secs
Si très peu faim : Compote chaude (bien cuite)

Il sera aussi nécessaire de :

- faire (sauf s'il fait froid) des promenades à marche tranquille de 30 à 60 minutes.
- se faire masser dans une pièce chaude (rien n'est pire que d'avoir froid pendant un massage) mais éviter en l'occurrence tout type de massage sur des points précis, ce sera de véritables massages généraux classiques.
- cultiver l'équilibre psychique en essayant de donner aux choses l'importance qu'elles ont…

Certains compléments alimentaires POP, POLLEN seront très utiles.

IMPORTANT : Les fruits seront éviter jusqu'au retour du poids normal.

INDIVIDUALISATION EN FONCTION DE LA NÉCESSITÉ DE PERDRE DU POIDS

SCHÉMA PERTE DE POIDS + GAIN DE VITALITÉ

MATIN

Soit thé **ou** café **+** bananes

Soit thé **ou** café **+** pain beurré

Soit thé **ou** café **+** pain et oléagineux (noix, noisettes, amandes, cajous, pistaches)

Soit thé **ou** café **+** pain et 1 à 2 œufs **ou** jambon à l'os

MIDI ET SOIR

crudités variées

+

légumes verts cuits

+

viande **ou** poisson **ou** œufs **ou** plateau de fruits de mer

+

soit	**soit**
pommes de terre	tarte aux fruits cuits
ou	**ou**
pâtes	compote + biscuits
ou	**ou**
riz	chocolat noir
ou	**ou**
pain	autre dessert préparé au lait d'amandes
ou	
autre céréale	

+

eau

17h (goûter)

Fruits de saison (cerises ou fraises ou pommes ou pêches ou pamplemousses...)

Si très faim : oléagineux

EXEMPLES DE MENUS POUR PERDRE DU POIDS

- Crudités variées + légumes cuits + couscous complet
- Crudités variées + légumes cuits + cassoulet
- Crudités variées + légumes cuits + charcuteries + pain
- Choucroute complète (chou + viande + pommes de terre) + crudités
- Crudités variées + légumes cuits + rôti + purée pommes de terre
- Crudités variées + légumes cuits + rôti + tarte aux fruits cuits
- Crudités variées + légumes cuits + poisson + tarte aux fruits cuits
- Crudités variées + légumes cuits + poisson + compote et biscuits
- Crudités variées + légumes cuits + poisson + chocolat noir
- Crudités variées + légumes cuits + poisson + pommes de terre
- Crudités variées + légumes cuits + poisson + riz
- Crudités variées + légumes cuits + petit salé aux lentilles
- Crudités variées + légumes cuits + omelette aux champignons + tarte aux fruits cuits
- Crudités variées + légumes cuits + omelette aux champignons + pain
- Crudités variées + légumes cuits + omelette aux champignons + purée pommes de terre
- Crudités variées + légumes cuits + omelette aux champignons + riz
- Crudités variées + légumes cuits + omelette aux champignons + chocolat noir
- Crudités variées + légumes cuits + omelette aux champignons + compote et biscuits

Ma méthode ne donne pas des résultats rapides, mais durables, elle est compatible avec les plaisirs gastronomiques et surtout elle ne porte pas atteinte à l'équilibre psychique ou physiologique.

INDIVIDUALISATION EN FONCTION DES « ÂGES » DE LA VIE

BÉBÉ

L'enfant qui naît au printemps ou en été va, soit être allaité ou subir l'allaitement artificiel.

S'il est allaité et que l'alimentation de sa maman est variée, aucune carence ne sera à craindre.

S'il subit l'allaitement artificiel, toutes les vitamines (de synthèse) sont présentes dans l'alimentation.

Si l'enfant naît en automne ou en hiver et reçoit le lait de sa maman, cette dernière devra veiller à ce que son alimentation comprenne suffisamment de fruits de mer et œufs de poules élevées en liberté, afin que son alimentation soit suffisante en vitamine D3 .

Il faut se souvenir que l'automne et l'hiver sont des saisons où l'ensoleillement ne suffit pas à la synthèse de la vitamine D3 par la peau.

Si l'alimentation de la maman est correcte, son lait ne sera pas carencé.

Si la maman donne une alimentation artificielle à bébé, c'est-à-dire des laits achetés en pharmacie, des « laits » végétaux, il sera indispensable de supplémenter en vitamine D3.

Dans ce cas, il faudra donner à doses convenables du Dédrogyl® ou de l'Uvestérol®.

Certes, on pourrait supplémenter avec quelques gouttes d'huile de foie de morue de qualité mais il faut dire que cette pratique crée des coliteux et des hépatiques à vie.

Aussi, nous préférons le premier type de supplémentation.

Les jus de fruits sont donnés au bébé.

Il faudra avoir le sens des proportions, 1 cuillère à soupe de jus de fruits pour un enfant de 3 kg, cela équivaut à 25 cuillères à soupe ou près de 1/4 de litre de jus de fruit pour un adulte de 75 kg.

Cette quantité suffira à produire (en particulier l'automne et l'hiver) des rhino-pharyngites, des otites, des bronchites, des pneumopathies diverses.

Et ceci d'autant plus rapidement que l'enfant est par nature frileux, nerveux, ou « sous-vital ».

Les jus de fruits seront donnés à raison d'une cuillère à café par jour chez les tout-petits en saison froide, en saison chaude, on pourra augmenter quelque peu.

Ils seront donnés dans le biberon de lait et jamais dans le biberon de farine, car les acides citrique, malique, tartrique… du jus de fruits inhiberaient la digestion de la farine.

Bien sûr, ces jus seront fraîchement pressés et naturels.

Les farines données à l'enfant ne seront jamais crues ou précuites, elles seront toujours cuites à feu doux une douzaine de minutes.

Crues ou précuites, ce sera la maldigestion et ses conséquences.

On pourra choisir les farines en fonction des petites indispositions. On fera prédominer l'avoine si l'enfant est atonique, l'orge s'il est constipé, le riz s'il a de petites tendances à la diarrhée, la châtaigne si sa digestion est plutôt laborieuse.

Dans le cas d'une intolérance au gluten, les pommes de terre, la châtaigne, le riz seront les sources de glucides privilégiés.

Il faudra utiliser la cuisson ancestrale au feu ou chauffer les biberons au bain-marie. L'utilisation du micro-ondes porte atteinte à la santé du bébé, les acides aminés du lait passent de la forme TRANS à la forme CIS ce qui les rend dangereux sur **le plan immunitaire**.

Quant à la L-Proline, elle devient de la D-Proline, nuisible au niveau hépatique, rénal et nerveux (voir *L'immunité retrouvée*, du même auteur, Albin Michel).

Si la maman n'allaite pas, le lait de jument garanti bio, par exemple le Jumvital, est la meilleure des solutions. Le lait de jument se rapproche biologiquement du lait humain.

Mais là encore, il s'agit d'un lait d'hiver, il faudra supplémenter en vitamine D3.

Actuellement, on assiste à une mode qui consiste à supprimer les aliments protéiques, le soir.

Nous ne partageons pas du tout cette optique.

Dans tous les cas, les repas de bébé seront du « fait maison » avec des produits bio de haute qualité et les plats ne seront jamais preparés d'avance ni rechauffés.

N'oublions pas non plus, l'ambiance des repas :

- Il mange dans le silence, sans télévision ni radio.
- Il mange dans le confort, pas de courant d'air, la température sera agréable. L'enfant ne doit pas avoir de la sueur au front, ni les extrémités froides.
- Une seule personne donne le repas.
- On évite les guili-guili, les chatouillis à tout moment et surtout lorsque bébé boit ou mange.

On mange en portant des habits laxes et en fibres naturelles.

L'enfant ne doit pas être serré ni au cou, ni à la taille, ni à l'entrejambe, ni au mollet…

En un mot, le repas de bébé doit être un moment de bonheur et de sérénité.

Ne pas oublier, qu'un bébé sans appétit est un enfant qui :

soit : manque de sorties en plein air,

soit : a une alimentation incorrecte,

soit : subit une intoxication iatrogène,

soit : subit la mésentente parentale,

soit : manque d'amour.

Nous ne donnons pas ici un plan alimentaire car chaque naissance, chaque bébé est un cas d'espèce en fonction de son hérédité, de son milieu, de « l'optique alimentaire » des parents, d'une naissance normale ou non, de la santé ou d'une pathologie éventuelle. Il est impossible d'indiquer une alimentation type ou précise sans faire courir des risques parfois graves.

Le recours à un diététicien ou un pédiatre à « orientation naturelle » est indispensable si l'enfant est soumis à l'alimentation artificielle.

Néanmoins, nous avons souligné ici, des éléments souvent peu connus mais fondamentaux.

ENFANT

Nous allons parler des perturbations et maladies habituelles de l'enfant.

1 – LA CROISSANCE RALENTIE OU PERTURBÉE

La cause la plus évidente est l'éviction ou la réduction drastique par les parents des aliments protéiques fondamentaux, fruits de mer, œufs, viande, poisson.

Ces aliments doivent être présents à volonté midi ET soir dans l'alimentation de l'enfant.

S'ils sont présents une fois par jour, la croissance sera freinée...

Parfois, ce n'est pas la volonté directe de réduire ces aliments. Ce phénomène est dû au fait que l'enfant grignote toute la journée des biscuits, du chocolat et des sucreries diverses, aliments très peu chargés en protéines essentielles.

Or dans ce cas, l'enfant n'a plus faim aux repas. Il mange très peu et n'ingère pas une ration protéique suffisante.

Dans tous les cas, la régulation s'impose. Il faudra suivre le plan alimentation de l'enfant (voir page 48).

2 – LA FRAGILITÉ OSSEUSE

De plus en plus fréquente, la fragilité osseuse, les fractures « faciles » voire spontanées, se répandent comme une traînée de poudre et laissent perplexe le corps médical.

Or, les causes sont évidentes.

Primo : les enfants restent assis toute la journée devant la télévision à regarder des films, longue alternative de crimes, de viols, d'exactions ou de scènes de tortures, ceci au nom de la liberté d'expression. Mais cet « enrichissement » de l'esprit, s'accompagne d'une inactivité physique quasi totale.

Or, le système articulaire non sollicité dégénère.

Secundo : l'enfant ingère des quantités faramineuses de soda donc d'acide phosphorique et des quantités énormes de jus de fruits ; donc des apports faramineux d'acides citrique, tartrique et malique.

L'organisme combure ces acides en gaz carbonique et en eau s'ils sont ingérés en quantité raisonnable.

Si la quantité est énorme, l'organisme devra neutraliser les acides (non oxydés en gaz carbonique + eau) en donnant ses bases calcique, magnésienne, potassique...(voir l'alimentation en fonction du métabolisme des acides fruitariens).

L'organisme évite ainsi les variations du pH sanguin, mais il se décalcifie et se déminéralise.

Bien entendu, les carences protéiques ou vitaminiques D3 peuvent coexister et aggravent le tableau clinique.

Là encore, le réglage alimentaire s'impose, voir plan alimentaire de l'enfant.

Mais, il sera bon d'ajouter les soins suivants :

– milieu des repas le contenu d'une gélule OSFOR,

– trois fois par semaine : bains aux ALG-ESSENCES Cosbionat.

3 – L'HYPERKINÉSIE

Cette pathologie qui se répand, a principalement pour cause le passage dans le sang des toxiques, des toxines et des macromolécules, multipliés par dix ou par cent du fait du ralentissement de la digestion par non-stop alimentaire ce qui produit une traumato-intoxication et traumato-intoxination du cerveau, véritable choc toxico-nutritionnel auquel le cerveau sur-stimulé réagit par une hyperactivité nommée hyperkinésie.

Tout le monde pourra comprendre cela, sauf un spécialiste.

Il est dangereux d'intoxiquer gravement un enfant avec des psychotropes comme le veulent les spécialistes (?) pour éradiquer cette maladie.

Il suffit de faire jouer un enfant dans la nature et de lui apporter une alimentation correcte.

Ce que nous voudrions souligner ici, c'est que les **perturbations psychologiques de l'enfant résultent essentiellement de la combinaison des facteurs suivants** :

A – LES AGRESSIONS et le VIOL des cerveaux infantiles par la télévision non surveillée.

B – LE « CHOC » TOXICO-NUTRITIONNEL par non-stop alimentaire.

C – L'INTOXICATION CAFÉIQUE ET ACIDE par les sodas.

D – LA RUPTURE DE CONTACT AVEC LA NATURE.

L'enfant est carencé en ions négatifs, en parfums forestiers et champêtres, en « CHANTS D'OISEAUX » spontanéments équilibrants...

E – LA MÉSENTENTE PARENTALE.

4 – LES INFECTIONS CHRONIQUES ET À RÉPÉTITION

Véritable fléau de notre civilisation dont témoigne le quasi non-stop antibiotique auquel nos enfants sont soumis, ces infections répondent à des étiologies d'une extraordinaire simplicité.

C'est sans doute par le fait même de cette simplicité que ces causes passent inaperçues ou peut-être certains ont intérêt à occulter ces étiologies.

La cause fondamentale n°1, la cause essentielle de ces infections, est le grignotage.

Si un enfant mange toute la journée et en France, un enfant mange de 10 à 15 fois par jour (non, observez, je n'exagère pas !) il se produit les perturbations suivantes :

A – La digestion devient laborieuse, un afflux de sang important arrive à la muqueuse stomacale pour favoriser la digestion. Malheureusement cette hyperhémie (afflux de sang) s'étend à l'œsophage et par voie de contiguïté aux bronches et aux muqueuses de l'oro-pharynx.

Cette hyperhémie des muqueuses déclenche leur hypersécrétion.

Cette hypersécrétion de mucus permet alors les proliférations bactériennes et virales.

C'est l'infection des voies respiratoires et ORL sous toutes leurs formes.

Au niveau intestinal, la digestion laborieuse entraîne une perturbation de la flore (multiplication des aérobies et installation d'une flore fécale dans le grêle) et une hyperhémie responsable d'une « mise en tension » de la muqueuse favorisant l'hyperperméabilité et ses conséquences, notamment le passage de bactéries, virus, mycélium, toxines, macromolécules dans le sang. (Voir le chapitre : l'alimentation doit être digeste).

B – Il existe dans l'organisme vivant une force vitale intelligente régulant toutes les fonctions, les « équilibres de la vie » et l'homéostasie, mais cette vitalité, ce **potentiel vital homéostasique** (P.V.H.) ne peut être dispatché avec une intensité très importante dans de nombreuses « directions biologiques ».

Je m'explique ; si l'on travaille intensément d'un point de vue intellectuel et que l'on pratique 3 à 4 heures de sport chaque jour, une fonction organique va en pâtir, soit les éliminations vont être freinées, soit l'immunité va « chuter », soit la libido va s'épuiser… ou encore « chutera » l'élaboration des globules rouges…

C'est le **dispatching vital homéostasique** (D.V.H.). L'organisme, lorsqu'il dépense TROP sur une ou plusieurs fonctions, devra économiser pour d'autres fonctions.

Nous avons dans notre organisme, sur nos muqueuses digestives, nos muqueuses respiratoires, sur notre peau, des myriades de bactéries, de virus et de champignons microscopiques des plus divers.

Ces virus, ces bactéries, ces champignons et autres sont détruits ou maintenus en respect par le système immunitaire tant qu'il reçoit les éléments nutritionnels et la vitalité nécessaire à son fonctionnement optimum.

Lorsqu'un enfant **mange toute la journée,** sa vitalité est soustraite du système immunitaire pour être dispatchée sur le tube digestif.

L'enfant fait alors des infections non-stop, **non pas en rapport avec des contaminations extérieures**, mais du fait du développement et de la multiplication des bactéries et des virus dont il est inévitablement porteur.

Lorsqu'un enfant arrête le non-stop alimentaire, les infections disparaissent pour toujours.

Bien entendu, certaines infections peuvent avoir d'autres étiologies, l'alcoolisme, le tabagisme et les carences dans la tuberculose par exemple.

5 - LES ALLERGIES

Les allergènes sont bien étudiés en ce qui concerne leurs actions, une fois après leur passage dans l'organisme.

Mais on ne s'interroge pas ou peu, pourquoi ce passage des allergènes est facilité.

Le passage est facilité lorsque les muqueuses digestives et respiratoires sont en hyperhémie.

Cette hyperhémie est le plus souvent le fait de :

A – le NON-STOP ALIMENTAIRE,

B – la PRÉSENCE DE FRUITS AUX REPAS du matin, du midi et du soir,

C – L'USAGE DES PRODUITS LAITIERS, ces produits étant physiologiques uniquement pour le nourrisson.

La suppression de A-B-C laisse très peu de possibilités d'être allergique.

On voit des personnes qui étaient allergiques au gluten, cesser de l'être lorsque le grignotage est supprimé et que les fruits sont ingérés à 17h30.

De véritables allergies au gluten existent, dans ce cas les châtaignes et les pommes de terre, le riz, le millet, le quinoa et le sarrasin seront privilégiés comme apport de farineux et féculents.

Dans toutes les allergies, la régulation de la flore intestinale par une alimentation correcte (voir les plans alimentaires), les soins du foie par phytothérapie et s'il le faut, l'organothérapie diluée et dynamisée permettra de réduire considérablement les contraintes nutritionnelles.

6 – LES CANCERS ET GRAVES IMMUNODÉPRESSIONS

Dans les années 30, on connaissait pour toute la France un enfant cancéreux. Des médecins venaient même de l'étranger examiner ce phénomène incroyable, un enfant cancéreux (Jacques MICHAUD).

Aujourd'hui, chaque ville de France d'une certaine importance se doit d'avoir son service hospitalier spécialisé pour enfants cancéreux.

On affirme sérieusement dans les milieux médicaux et médiatiques, c'est un immense progrès...

Ah! La magie des mots !

Nulle part cependant, la question importante : pourquoi ce terrible holocauste ?

La réponse ne semble pas intéressante aux yeux du corps médical et des médias.

Qu'y a t-il de changé dans le mode de vie des enfants et qui serait susceptible de donner une explication plausible à cette monstruosité, la cancérisation des enfants à l'échelon planétaire ?

Il y a ceci de changé :

1 – Pour beaucoup d'enfants, l'exercice dans la nature est remplacé par l'immobilisme devant les consoles de jeux vidéo, des ordinateurs, de la télévision et l'utilisation excessive des portables.

La contemplation grandiose de la nature est remplacée par les clignotements visuels ; les mélodies de l'oiseau sont remplacées par la stridence des bruits artificiels ; le message de la nature qui parle au supra-conscient est remplacé par la vision des crimes, des viols, des exactions et des tortures télévisées en gros plan dans les films pour enfants.

Les ions négatifs augmentant l'amplitude thoracique sont remplacés par les ions positifs des salons et des salles de jeux créant l'hypoxie et la spasmodicité générale.

Le bain cosmo-tellurique de la nature est remplacé par les champs électromagnétiques des consoles de jeux, des ordinateurs, des portables, déséquilibrant le système nerveux, les métabolismes et le système immunitaire.

2 – Le non-stop alimentaire crée le non-stop infectieux (voir plus haut).

Le non-stop infectieux a engendré le non-stop antibiotique (les enfants reçoivent des antibiotiques de 3 à 10 fois par an, dans certains cas l'antibiothérapie est même permanente), l'antibiothérapie répétée entraîne la mise hors circuit du système immunitaire et de ce fait la non-destruction ou l'insuffisance de destruction des cellules anormales qui chaque jour naissent dans tout organisme vivant…

3 – Les pollutions multivirales artificielles sur des organismes vivants dont le système immunitaire est non mature se sont généralisées.

4 – Les parents ont opté pour une aisance matérielle meilleure – ils travaillent tous les deux.

Ils sont devenus des parents fantômes, l'enfant est habité par un stress d'abandon que ne peuvent combler les aides et les assistances diverses.

Voilà ce qui a essentiellement changé et dont il faut prendre conscience afin de « modifier le tir » pour une vision harmonieuse des nécessités et des besoins du corps et de l'âme de l'enfant.

ADOLESCENT

L'alimentation de l'adolescent doit-être celle indiquée à "plan alimentaire de l'enfant et de l'adolescent".

Toutefois, l'adolescent est très préoccupé par son aspect physique, notamment l'état de sa peau, il ne tolère pas les petits boutons d'acné et il désire **tout** particulièrement être brillant d'un point de vue sportif.

Souvent aussi, il souffre d'une crise des valeurs, et il admet difficilement le monde de l'adulte où tout est donné et subordonné à l'argent.

Pour avoir une peau parfaite, il devra :

1 – Éviter la constipation, c'est-à-dire avoir suffisamment de crudités à chaque repas et faire de l'exercice physique.

2 – Éviter le non-stop alimentaire.

3– Éviter l'usage habituel du lait, des fromages, des yaourts, s'il est « fou des fromages », il pourra de temps en temps remplacer à un repas, la viande, le poisson, les œufs, par un plateau de fromages…

4 – Aussi souvent que possible, l'apport protéique sera un plateau de fruits de mer riches en zinc, cuivre, manganèse et autres oligoéléments extrêmement favorables.

5 – Enfin, si cela ne suffit pas, les plantes à visée antistaphylococciques et régulatrices hormonales plus un petit apport de zinc « viendront à bout » de l'acné.

Pour avoir un rendement sportif très satisfaisant :

1 – Il suivra l'alimentation indiquée à « plan alimentaire de l'adolescent ».

2 – Il ajoutera à son alimentation au milieu des 3 repas :

– 1 à 2 cuillerées à café de germes de blé

+

– 1 à 2 cuillerées de pollen

+

– 1 à 2 comprimés de POP.

3 – S'il participe à des compétitions, il prendra en plus de « 2 » à jeun, les jours précédents la compétition et le jour de la compétition :

– « gros comme une noisette » de gelée royale française garantie bio.

4 – Le jour de la compétition, il ajoutera à « 2 » et « 3 » juste avant la compétition :

100 gouttes de cassis bourgeon équilor.

Tous ces produits sont vendus en diététique, ils ne dopent pas, ils augmentent la santé et la vitalité à partir desquels le rendement sportif devient très supèrieur.

Attention à la gelée royale, elle doit être française et impérativement garantie bio, elle doit être produite dans la nature.

Quant à la crise des valeurs…

Peut-être faudra-t-il expliquer à l'adolescent que tous les adolescents de toutes les époques ont connu cela, qu'il s'agit d'une « crise » et que bientôt inévitablement, car tout est cyclique, on retournera aux vraies valeurs du passé car on n'a pas tué dieu mais on a tué la caricature de DIEU, ce n'est pas si mal…

Peut-être ainsi, car il comprend très bien les symboles, il faudra lui expliquer que le tas de fumier se détecte à 100 mètres et la rose à 1 mètre, que tout ce qui est laid est visible et mis en exergue par les médias qui raffolent de cela, alors que la beauté du cœur, la noblesse de l'âme sont silencieuses et invisibles ainsi notre monde est certainement moins laid qu'il n'y paraît à première vue…

Connaissant leurs enfants, les parents devront trouver les mots qui veulent dire quelque chose et sont porteurs de vie et d'espoir pour un être qui cherche et se cherche…

ADULTE

L'alimentation de l'adulte sera celle conseillée à « Plan alimentaire de l'adulte », mais beaucoup d'individus dits dans la force de l'âge sont « hantés » par la peur de vieillir et ceci d'autant plus que dans leur famille (parfois à leur charge), certains ont été assez tôt handicapés par des problèmes cardio- ou cérébro-vasculaires ou par l'arthrose ou encore par le cancer.

Le mode de vie et le mode alimentaire indiqués dans ce livre sont déjà une protection considérable que l'on pourra encore majorer par les conseils suivants :

Si hérédité vasculaire notable :

1– Tous les quinze jours, voire tous les sept jours (en fonction des réserves pondérales), on pratiquera une journée de monodiète ou de diète :

– matin	: raisin (à volonté mais sans forcer sur les quantités)
– midi	: « «
– 17 h	: « «
– soir	: « «

Si problèmes intestinaux importants, remplacer le raisin par du JUS de RAISIN fraîchement pressé.

Ou encore :

– matin	: pommes cuites nature
– midi	: velouté de légumes et pommes de terre
– 17 h	: fruits de saison (une variété)
– soir	: velouté de légumes et pommes de terre

ou encore l'hiver :

– matin	: velouté de légumes et pommes de terre
– midi	: « «
– 17 h	: « «
– soir	: « «

Dans tous les cas où cette diète ou monodiète sera pratiquée, le repos s'imposera.

2– De plus, tous les jours, sauf les jours de diète ou monodiète on prendra au milieu de chaque repas :

– une gélule de nutrigold (lécithine de soja)

+

– une gélule de synerbiol (acides gras essentiels).

Pour ce dernier complément, on tiendra compte de la tolérance digestive.

On ajoutera encore si tendance au thrombus (caillot), une gélule avant les repas de bromelaïne-papaïne equilor.

Ce dernier complément sera évité si l'on est traité par anticoagulant.

– Si l'on est disposé à l'arthrose ou rhumatisme chronique dégénératif, on pratiquera ce qui suit :

1. Diète ou velouté de légumes et pommes de terre (voir plus haut) un jour sur 15 ou sur 7 (selon réserves pondérales).
2. Enfin au milieu du repas de midi (préventif) ou des 3 repas (curatif) : une gélule SOLARAY (chondroitine sulfate et glucosamine sulfate).
3. Deux fois par semaine, on prendra un bain tiède aux alg-essences cosbionat.
4. L'exercice sera pratiqué tous les jours.

S'il semble (à tort ou à raison) que l'on soit disposé ou menacé par la maladie cancéreuse, on pratiquera ce qui suit :

1. Alimentation indiquée dans ce livre en réduisant intelligemment les quantités alimentaires.
2. Impérativement tous les sept jours : repos + diète au velouté de légumes et pommes de terre.
3. Exercices physiques journaliers dans la nature en évitant toute fatigue excessive.
4. Cultiver intelligemment l'optimisme, fuir la sinistrose et les gens pessimistes.

Si l'on est atteint par la maladie, il sera nécessaire en plus de « 1 » « 2 » « 3 » « 4 », de pratiquer la cure de raisin ou la diète au velouté de légumes et pommes de terre, mais sur des temps de 7 à 21 jours, et qui seront (sous surveillance) répétées dans l'année.

On pourra souvent obtenir l'autolyse de la tumeur.

Bien sûr, un thérapeute compétant surveillera ces cures.

Dans toutes les cures de JEûNE, diètes ou monodiètes, le repos physiologique, physique, sensoriel, thermique, psychique sera le plus complet possible.

Dans le cas de pathologies lourdes, les excursions en montagne sous le soleil d'été et les balades de 15 à 20 kilomètres avec des jeûnes, monodiètes et diètes sont des portes ouvertes à des accidents graves voire mortels.

HOMME ÂGÉ, FEMME ÂGÉE

Il existe une erreur très importante sur les besoins nutritionnels de l'individu âgé.

En effet, considérant que les oxydations cellulaires et la vitesse de renouvellement cellulaire sont quelque peu diminuées par rapport à l'adulte, certains diététiciens ont pensé qu'il fallait réduire les apports glucido-lipidiques et surtout protéiques.

Cela est faux car si les cellules « consomment » un peu moins, l'absorption intestinale des nutriments est diminuée, toute réduction arbitraire des quantités alimentaires entraînerait donc la malnutrition grave.

Par contre, il faut absolument éviter toute lassitude alimentaire que pourrait produire une alimentation fade, les stimulis gustatifs d'une alimentation très savoureuse évitent le fastidieux alimentaire et maintiennent intact l'appétit.

La gastronomie est pour l'être âgé, probablement le plus haut facteur de santé, car :

- Elle maintient les plaisirs et l'euphorie de la table.
- Elle aiguise l'envie de manger évitant ainsi la malnutrition.
- Elle est le seul plaisir qui peut se renouveler 3 fois par jour.
- Elle donne le désir des rencontres à table, des voyages, etc.
- Elle évite la recherche du plaisir dans la quantité, ce qui est fort important pour éviter la maladie.

La gastronomie dans le respect de l'équilibre alimentaire, l'exercice intelligent et modulé, l'enrichissement permanent de l'esprit, la fuite des gens sinistres sont les facteurs de santé qui permettent de prolonger la vie et de conserver son indépendance, sa liberté jusqu'au dernier souffle.

Dans certains cas de glycémie fluctuante par mal-régulation pancréatique, une faim impérative peut être présente vers 16h30 – 17h, phénomène fréquent après 60 ans.

Dans ces cas, la thérapeutique naturelle (zinc-nickel-cobalt oligosol, garniérite D.8, phytothérapie, etc.) viendra régler la situation.

Si la glycémie ne se régularise pas très vite, un petit goûter glucidique :

– 1/2 à 1 banane **ou** quelques dattes **ou** figues **ou** bien des châtaignes seront conseillées vers 16h30 – 17 h.

INDIVIDUALISATION EN FONCTION DES HABITUDES ACQUISES

Durant de longues années, je fus un inconditionnel de la suppression des stimulants : thé, maté, café, alcools divers, cacao, tabac, etc.

En effet, on le sait, les stimulants sont très riches en méthylxanthine et un auteur canadien, Raymond Barbeau, les accuse d'être la cause fondamentale des cancers ; d'innombrables expériences ont prouvé leur action mutagène au niveau des chromosomes et leur action perturbatrice de la respiration cellulaire.

De plus, comme chacun le sait, toute stimulation est suivie d'une dépression qui sera proportionnelle en intensité et en durée à la stimulation. C'est donc tout le contraire des boissons d'épargne ainsi que certains les ont très mal nommées.

Pour ma part, je soupçonne la caféine, la théophylline, la théobromine, la nicotine d'être des chélateurs d'oligoéléments.

Alors, condamnation sans appel ?
Certainement pas !

En effet, comment ne pas remarquer ce paradoxe ; nous refusons ces petites joies à nos patients, *nous leur « bloquons » leur vie sociale* alors que nous-mêmes (soyons honnêtes) sommes incapables, l'un de s'abstenir du petit café matinal, l'autre de ses chocolats, l'autre de son verre de Bordeaux, etc.

Allons-nous demander hypocritement à nos patients ce que nous, « praticiens avertis », sommes incapables de faire ?

De plus est-on si sûr de la nocivité des stimulants ? N'y a-t-il pas une habitude acquise, une **adaptation de la part de l'organisme ?**

Comment ne pas être frappé par le fait que *pratiquement tous les centenaires ont durant leur vie utilisé ou un peu de café ou un peu de vin ou un peu de chocolat ?...*

Et ces expériences de laboratoire sont-elles extrapolables à l'humain ?

Faites sur des cellules isolées d'un organisme, donc non contrôlées par le système neurovégétatif, avec de la caféine pure ou de la théophylline ou théobromine pure, c'est-à-dire des méthylxanthines chimiquement pures qui n'ont rien ou peu à voir avec ces mêmes éléments inclus dans un complexe végétal total (comme le thé, le café, le cacao) contenant une infinité d'autres composants capables d'en modifier le métabolisme dans un organisme vivant, ces expériences doivent être interprétées avec la plus grande prudence.

Et puis, si nous considérons notre patient, son psychisme, son organisme...

SON PSYCHISME TOUT D'ABORD : Est-il bon et a-t-on le droit de perturber parfois gravement l'individu qui utilise *en petites quantités* des stimulants de bonne qualité ?

EST-CE QUE LE « bienfait » physiologique escompté peut être mis en balance avec la perturbation psychologique parfois considérable ?

SON ORGANISME ENSUITE : L'utilisation d'un stimulant contenant un élément toxique pour l'organisme (s'il était atoxique il ne stimulerait pas) déclenche dans cet organisme des processus de défense (survoltage nerveux, accélération de la circulation) générateurs d'euphorie. Phénomène qui fait apprécier et rechercher le stimulant.

Si le stimulant est utilisé depuis peu de temps, il n'y a aucun inconvénient à le supprimer progressivement dans le cas où le patient est d'accord, ce qui démontre que le stimulant est simplement pris par habitude.

Si le patient est très attaché au stimulant, si ce dernier est de bonne qualité et pris en petite quantité, si le stimulant ne semble pas produire de nuisance manifeste et surtout... si le stimulant est absorbé depuis dix, trente, cinquante ou soixante ans, il ne faut pas le supprimer car, dans ce cas, l'organisme serait très perturbé.

Nous pensons (et nous l'avons déjà signalé dans nos précédents livres) que **l'organisme avec le temps « investit » la caféine, la théophylline, la théobromine d'une valeur hormonale ou d'une action sympathomimétique ou parasympathomimétique selon les individus.**

Supprimer alors les stimulants va créer non seulement une **perturbation sociale et psychique mais des troubles organiques** tels que constipation, bradycardie, hypotension, œdèmes, etc.

Pour le vin de qualité pris modérément depuis des dizaines d'années, la suppression est non moins dangereuse : si un organisme s'est habitué à utiliser le vin comme apport préférentiel de fer, une anémie ferriprive suivra, même si l'on apporte des aliments riches en fer.

On ne change pas comme cela un métabolisme marqué par l'empreinte du temps.

LES « FRACTURES HORAIRES »

L'individu qui mange à des heures régulières depuis toujours verra sa santé se détruire progressivement s'il change ses rythmes et mange à des heures irrégulières.

En effet, mangeant par exemple à 12h et à 19h régulièrement, s'il se met à prendre son déjeuner un jour à 11h, un jour à 13h et son dîner, un jour à 18h, un jour à 21h … va casser ses mécanismes digestifs jusque-là bien programmés et coordonnés.

Il faut savoir que dans le cas où les habitudes alimentaires sont parfaitement régulées par l'horaire, déjà 30 à 40 minutes avant le repas s'établit une pré-programmation de la digestion, ce qui va considérablement faciliter cette dernière, dès l'instant où elle entrera dans une phase active.

Le fait d'avoir des horaires variables va « casser » cette splendide organisation et va créer une désorganisation de la physiologie digestive qui se traduira par une fatigue chronique et une maldigestion de plus en plus importante.

INDIVIDUALISATION EN FONCTION DES MALADIES GRAVES

Les directives nutritionnelles suivantes vont augmenter l'efficacité des traitements et limiter les effets indésirables s'il s'agit de traitements dits lourds.

Les effets de cette revitalisation nutritionnelle seront souvent déterminants.

REPAS DU MATIN

Infusion **ou** malt **ou** chicorée **ou** thé léger **ou** café léger
+
Céréales germées : blé + orge + avoine

ATTENTION : Ce repas doit être longuement mastiqué.

QUANTITÉ : Selon la faim.

NÉCESSITÉ : Sieste après le repas.

REPAS DE MIDI ET DU SOIR

Plateau de fruits de mer variés, comportant midi
et soir deux douzaines d'huîtres de pleine mer
+
Crudités
(une à laquelle seront ajoutés 4 cerneaux de noix de Grenoble)
+
Pommes de terre **ou** autres tubercules **ou** riz **ou** millet
ou pâtes **avec ou** sans légumes verts cuits
+
Dessert : tarte aux fruits cuits **ou** compote très cuite **ou** chocolat noir
+
Eau du Mont Roucous, et seulement si cela fait très plaisir,
1/2 à 1 verre d'un grand Bordeaux rouge ou Bourgogne rouge
+
selon tolérance café **ou** thé **ou** infusion

La sieste : de 15 à 60 mn est ici fondamentale.

GOÛTER

Uniquement si la faim est présente et deux heures avant le repas du soir :

Si climat ou saison chaude : 100 à 200 g de fruits aqueux.

Si climat ou saison froide : compote très cuite servie chaude, cette compote ne sera ni sucrée au sucre ni sucrée au jus de fruits.

Petite sieste nécessaire après le goûter.

Si nous sommes en présence d'un sujet amaigri, il faudra enlever des repas du midi et du soir les légumes verts cuits.

En effet, le volume de ces aliments prend dans l'estomac la place d'autres aliments d'importance vitale (glucides et protides).

Dans ce cas précis, les crudités ne devront pas présenter plus de 10 % en poids du repas.

On ajoutera à l'alimentation de base des compléments alimentaires vrais :

– **POP :** 1 comprimé au milieu des trois repas
 . doubler les quantités si hypotension nette
 . diminuer à 2 comprimés par jour si hypertension.

– **Jumvital :** 3 gélules au milieu du goûter (commencer par une gélule et augmenter progressivement).

– **Gelée royale (pure, française et bio) :** 1 mesure à jeun.

– **Les Alkyrols :** 2 gélules au milieu des 3 repas, si traitement lourd.

Si l'individu est soumis à une chimio ou/et irradiations :

Un mois avant le début du traitement, pendant le traitement et après le traitement, pendant un temps qu'il faudra déterminer, prendre, au milieu des trois repas : 2 gélules d'Alkyrol + 1 comprimé de POP.

Pourquoi ces compléments précis ?

– Les Alkyrols (extraits d'huile de foie de requin) :
 . apportent des acides gras série oméga-3
 . réduisent l'inflammation
 . ont une action anti-néoplasique
 . stoppent ou réduisent la chute des thrombocytes (plaquettes) et des leucocytes (globules blancs) lors des traitements chimiothérapiques ou irradiations.

- Le POP (c'est l'huître portugaise sauvage, le mollusque, non pas la coquille) :
  - . Les imitateurs emploient l'huître de culture et parfois simplement la poudre de coquille d'huître de culture… **La chair du mollusque sauvage (POP) réduite en poudre par le procédé exclusif du professeur Marceron, a une teneur en oligoéléments et minéraux naturels sous forme organique unique au monde.**

Mon expérience de plus de trente ans avec ce produit, me permet de dire que ce revitalisant est exceptionnel.

- **Jumvital** gélules : c'est du lait bio lyophilisé de jument, Jumvital est le *top* des laits de jument, il apporte :
  - . Des acides gras essentiels (AGE) aussi bien oméga-3 que oméga-6 sous une forme semblable au lait humain, ce qui est exceptionnel.
  - . Ces AGE sont indispensables à l'équilibre nerveux, à **une perméabilité membranaire normale,** et surtout à **l'immunité** générale et spécifiquement, à l'immunité **intestinale** (équilibre de la flore et perméabilité normale de la muqueuse),
  - . Les protéines de lait de jument sont essentiellement des **albumines et caséines** digestes.

Dans tous les cas, on conseillera en plus :

- Des massages fréquents (le vrai massage, non pas des pressions, des effleurements). Pour favoriser la relaxation et le sommeil, rien n'égale un vrai massage de la tête aux pieds.
- Des promenades régulières dans la nature. En fonction de la vitalité disponible, ces promenades :
  - . relaxent,
  - . assurent une meilleure irrigation de l'organisme, une meilleure nutrition, une meilleure immunité…

Enfin, ces promenades ont une action euphorisante, apaisante et rééquilibrante des plus souhaitables.

L' EAU

1) QUELLE EAU BOIRE

2) QUELLE QUANTITÉ BOIRE

3) QUAND BOIRE

4) AUTRES BOISSONS

1. QUELLE EAU BOIRE ?

LES EAUX TRèS PEU MINÉRALISÉES (type Mont Roucous, Montcalm, Volvic) favorisent au niveau du sang et des liquides extra-cellulaires une **hydrodispersion moléculaire** favorable aux échanges organiques et aux éliminations en général.

LES EAUX MINÉRALISÉES type Vittel Hépar, Contrex sont nettement moins « draineuses » (urée, acide urique, métaux lourds) mais par leurs teneurs en minéraux (soufre, calcium, magnésium etc.) et oligo-éléments, elles s'avèrent précieuses, comme complément de l'alimentation pour assurer nos apports quotidiens en minéraux et oligo-éléments.

Ces minéraux sont à l'état inorganique mais, du fait de leur dispersion moléculaire, ils sont très facilement assimilables.

2. QUELLE QUANTITÉ D'EAU FAUT-IL BOIRE ?

L'homéostasie de l'hydratation organique est parfaite: dès l'instant où l'organisme a besoin d'eau, la **soif se manifeste.**

Suivre la mode médicale et naturopathique qui consiste à boire sans soif va augmenter la **volhémie** (volume du sang circulant).

Pour imager cette nuisance inouïe, un creur qui propulse 7000 litres de sang par 24 heures va, dans l'hypothèse d'une volémie augmentée de 20%, propulser 8400 litres de sang par 24 heures, soit en 10 ans **5 millions de litres de sang propulsés inutilement.** Bonjour les dégâts! Bonjour le vieillissement cardiaque!

Bien sûr, certaines maladies nécessitent de boire au-delà de la soif (lithiase rénale par exemple) mais nous sommes dans le pathologique, non applicable à l'être sain.

3. À QUEL MOMENT BOIRE ?

A- Avant le repas ?

Oui, si l'on a soif, car l'eau ingérée sera déjà en partie absorbée au moment où arrivent les premières bouchées alimentaires dans l'estomac.

S'il reste de l'eau, cela sera favorable à la "décompactisation" des amylacés et à l'action ultérieure de la ptyaline salivaire.

B- Pendant le repas?

Oui, si l'on a soif cela va favoriser la digestion des amylacés pendant le premier temps de la digestion stomacale. Tous les animaux omnivores boivent en mangeant s'ils ont de l'eau à disposition et surtout s'il y a des farineux ou des féculents ingérés.

C- En fin de repas?

Oui, une infusion, un café, un thé, favorisent la digestion.

D- Entre les repas?

Non, lh30 approximativement après le repas, le PH stomacal est très acide. C'est le temps de la digestion des aliments protéiques; l'eau en diluant considérablement l'acide chlorhydrique et la pepsine va perturber la digestion.

Toutefois, si la soif est présente, il faut boire. Il y a demande organique.

E- A quel moment prendre les tisanes?

Pas entre les repas, un gros volume liquide perturberait la digestion. Il faut prendre les tisanes 3,4 d'heure avant les repas principaux, l'eau sera en majeure partie absorbée et la faible masse liquide restante au moment où débute le repas sera favorable à la "décompactisation" des amylacés et à l'action de la ptyaline salivaire.

4. LES AUTRES BOISSONS

LE VIN

Il doit être bu en mangeant, le passage de l'accool dans l'organisme est ainsi très ralenti, cela assure au foie une possibilité supérieure de détoxication.

Il est formellement contre-indiqué pour les personnes intolérantes aux tanins où il crée alors des spasmes, des douleurs et des douleurs au niveau stromacal, voir intestinal.

Le vin est certes euphorisant et convivial, mai son action **protectrices des maladies cardia-vasculaires doit-être relativisée.**

Le meilleur état cardio-vasculaire des Français en général, par rapport aux Américains, est dû à un apport calorique alimentaire nettement inférieur.

Le jour où nous mangerons autant que les Américains, le vin ne nous protègera plus...

Quand au rôle du vin **prologeant la vie du buveur modeste par rapport au buveur d'eau,** on fait dire ce que l'on veut aux statistiques.

Celui qui peut BOIRE DU VIN est **au préalable en meilleure santé que celui qui ne peut pas en boire.**

La statistique est ainsi faussée dès le départ !

LES SODAS

Riches en caféïne, en acide phosphorique et en sucre, ils ne doivent pas être pris aux repas car ils acidifient excessivement l'estomac et sont une gêne à la première phase de digestion des amylacés.

Si l'on ne peut s'en passer, ils seront pris occasionnellement à 17 heures, 17 heures 30 (estomac vide), à ce moment, ils peuvent, avec les oléagineux constituent le goûter, mais bien entendu,un fruit acqueux + oléagineux, est au goûter hautement préférable.

LES DEUX DANGERS - SODAS

Le premier de ces danger **est constitué par la teneur en sucre, près de 150 grammes au litre.** Un ado qui boit 2 litres 1/2 de soda par jour, va ingérer plus de 400 grammes de sucre par 24 heures, soit en un an pas loin de 150 Kg de sucre en PLUS DES REPAS. Bonjour le diabète, l'obésité, l'athérosclérose et le vieillisement etc...

Le deuxième danger-sodas est plus sournois. Dans l'acide phosphorique, le sacharose (le sucre) se transforme en glucose et fructose: or le fructose se combine chimiquement au chlore (eau du soda) pour former un **aldehyde** obstruant le GLUT-1.

Les GLUT sont des « canaux» qui traversent la membrane des cellules pour livrer le glucose dans la cellule.

Or, pour livrer le glucose, il y a des GLUT-l par lesquels le glucose peut pénétrer la cellule **sans l'aide de l'insuline** et il y a des GLUT -4 qui **ONT BESOIN D'INSULINE** pour transporter le glucose.

Les GLUT-l, rendu non diponibles par l'**aldehyde** (fructose + chlore), doivent être totalement remplacés par les GLUT-4, d'où nécessité d'un surcroit d'insuline, générant avec le temps le surmenage du pancréas, c'est-à-dire le diabète.

Quand aux sodas allégés, sucrés à l'aspartam, ils présenteraient une nuisance (actuellement à l'étude) au niveau du nerf optique.

LES SIROPS

Ils sont à proscrire car ils inhibent la digestion, et de ce fait, contribuent à une infinité de pathologies.

En conclusion, il faut boire à sa soif, au moment où l'on a soif, sans se restreindre ni se forcer. Il faut boire de l'eau pour entretenir la santé et, de temps en temps, un peu de vin (du vrai, du bon, du bio), pour fêter la vie.

LES FRUITS EN NUTRITION HUMAINE

Le problème des fruits dans l'alimentation est un problème gigantesque.

Ces aliments sont nécessaires à la santé mais ce sont, pourrait-on dire des ALIMENTS À QUADRUPLE TRANCHANT.

Nous avons passé plus d'un demi-siècle de notre vie à étudier les fruits. Nous vous faisons part de nos observations.

Mais tout d'abord, il faut savoir de quels fruits nous parlons.

Il y a quatre sortes de fruits, à savoir :

1 . LES FRUITS OLÉAGINEUX

Amandes, cajous, sésame, pistaches, noix, noisettes...

Ces aliments sont très riches en minéraux, en protides et surtout en acides gras essentiels (AGE).

La noix de Grenoble occupe une place à part avec 20 % d'acide oléique (oméga 9) , 60 % d'acide linoléique (oméga 6) et 14 % d'alpha-linolénique (oméga 3). C'est l'aliment parfait pour l'apport en acides gras essentiels.

Les fruits oléagineux peuvent se consommer le matin avec du pain. C'est un excellent petit-déjeuner.

Les fruits oléagineux peuvent être ingérés avec les crudités aux repas de midi, il faudra simplement tenir compte des autres apports en matières grasses pour éviter toute surcharge.

Ils peuvent encore être pris au goûter de l'enfant ou de l'adolescent en plus des fruits aqueux avec lesquels ils se digèrent bien.

2 . LES FRUITS AMYLACÉS

Ce sont les bananes et les châtaignes.

Ces aliments peuvent, l'un ou l'autre, constituer le repas du matin :

soit : boisson chaude + bananes,
soit : boisson chaude + châtaignes.

Ils peuvent aussi être le goûter de l'enfant ou de l'adolescent ayant très faim :

soit : un repas de bananes,
soit : un repas de châtaignes.

Ils peuvent aussi être le goûter de l'homme âgé s'il souffre d'une faim impérative vers 16h30 – 17h.

En aucun cas, ces fruits amylacés ne seront ingérés aux repas de midi ou du soir avec d'autres aliments car ils produiraient des flatulences et la mal-digestion.

On ne prendra jamais de fruits amylacés avec des fruits ou jus de fruits aqueux sinon ce sera encore la maldigestion et les flatulences.

3 . LES FRUITS SECS

Ce sont les figues, les dattes, les abricots secs, les pruneaux, etc.

Ces aliments ne présentent pas les inconvénients des fruits aqueux (voir plus loin) car ils ont perdu leurs acides.

Ils ne doivent pas être ingérés aux repas avec d'autres aliments car ils produiraient des flatulences et la maldigestion.

Par contre, ingérés seuls le matin, ils constituent un excellent petit-déjeuner.

Exemple :
soit : dattes + thé **ou** café **ou** infusion **ou** eau ;
soit : pruneaux + café **ou** thé **ou** infusion **ou** eau ;
soit : bananes séchées + infusion **ou** thé **ou** café **ou** eau.

Ils peuvent aussi constituer le goûter si la faim est importante, ce qui est souvent le cas :
– du sportif,
– de l'enfant,
– de la personne âgée.

4 . LES FRUITS AQUEUX

Ce sont les cerises, les fraises, les pommes, les poires, les pêches, les prunes, les oranges, les ananas, les papayes, etc…

Les fruits aqueux nous apportent de 75 à 85 % d'eau, de la vitamine C, quelques vitamines du groupe B, des quantités insignifiantes d'acides aminés et d'acides gras, des sucres de 5 à 18 % et des QUANTITÉS TRÈS IMPORTANTES D'ACIDES CITRIQUE, TARTRIQUE, MALIQUE pour ne citer que les principaux.

Avec cet apport d' ACIDES, nous sommes au cœur du problème FRUITS.

CONSIDÉRATIONS FONDAMENTALES SUR LES FRUITS AQUEUX ET LES POSSIBILITÉS OXYDANTES DE L'ORGANISME VIVANT

Les acides fruitariens sont dans l'organisme vivant oxydés (comburés) en gaz carbonique et eau.

Mais certains paramètres que nous allons étudier font varier les possibilités d'oxydation de l'organisme.

Ces paramètres sont :

– L' ÉPOQUE,

– LE CLIMAT et LA SAISON,

– L'INDIVIDU,

– LE pH du sang est 7,34 (sang veineux) et 7,4 (sang artériel).

– Ce pH doit rester INVARIABLE.

– Dès l'instant où le pH monte à 7,7 c'est la crise de TÉTANIE.

– Dès que le pH descend en dessous de 7, c'est le COMA.

Comment expliquer alors qu'une ingestion importante de fruits aqueux et un apport d'acides citrique, tartrique, malique, parfois énorme n'entraîne pas le coma par baisse du pH sanguin ?

Simplement parce que le pH du sang est la constante la plus protégée du corps humain.

Dans ce cas, en effet, l'organisme oxyde les acides et si cela ne suffit pas, il donne ses bases minérales : calcium, magnésium, potassium pour les associer aux acides et former des sels : citrate de calcium, citrate de magnésium, citrate de potassium, malate de calcium, malate de magnésium, malate de potassium, tartrate de calcium, tartrate de magnésium, tartrate de potassium qui seront éliminés par les urines.

Ainsi le pH sanguin reste invariable à 7,35 mais l'organisme se décalcifie, se déminéralise pour assurer cette protection.

Le lecteur devra noter que nous parlons du pH du sang et non pas du pH stomacal ou du pH de la cellule.

Le pH de l' estomac est au contraire extrêmement variable. Il peut passer en une heure de pH 2 et moins à pH 5 et plus pour les nécessités de la digestion, cela est physiologique.

Le pH de la cellule peut descendre à 7 et moins dans des maladies graves notamment lors de l'augmentation des glycolyses anaérobies par rapport aux glycolyses aérobies...

Étudions maintenant les paramètres qui font varier les possibilités d'oxydation des acides fruitariens et portent gravement atteinte à la santé.

1er PARAMÈTRE : L'ÉPOQUE

Au cours des siècles précédents et pendant la première moitié du XXe siècle, les conditions de vie étaient très différentes de ce qu'elles sont aujourd'hui.

Les individus jouissaient d'un sommeil de qualité très supérieure du fait du silence et de l'absence ou des moindres « tensions de l'esprit ». De plus, on dormait vers les années 1900, 2 heures de plus et vers les années 1950, encore 1 heure de plus par nuit.

Le psychisme était infiniment moins sollicité et lorsqu'il l'était, ce n'était jamais du contre la montre…

Les individus avaient surtout un travail physique qui donnait la puissance, la résistance. Dans les années 50, par exemple, un adolescent fatigué était une chose presque inconcevable.

Avant les années 50, les hivers étaient rudes, les rivières se couvraient de glace de 20 à 30 cm d'épaisseur. Il n'était pas du tout exceptionnel de voir des individus faire des trous distants de plusieurs mètres, de les voir entrer par un de ces trous, nager sous la glace et sortir par l'autre trou, en tout cas en Moselle et en Franche-Comté, et je ne vois pas de raison de penser que dans d'autres régions les individus étaient moins vigoureux.

Or, lorsque la résistance à l'effort et au froid est très importante, lorsque le physique est très sollicité et le mental beaucoup moins, lorsque le sommeil est hyper-récupérateur, les capacités organiques d'oxydation des acides citrique, tartrique, malique, sont à leur maximum.

À ces époques, la consommation même importante de fruits aqueux n'était pas nuisible, pour de tels individus.

Il est à noter pourtant qu'ils restaient très modestes quant à la consommation de fruits aqueux.

Aujourd'hui au contraire, la puissance physique, la résistance au froid ont diminué, car les individus :

- dorment moins,
- vivent contre la montre,
- surmènent leur psychisme,
- manquent d'exercices physiques,
- sont soumis à des stress constants : horaires, rendement, changement de travail, de nourriture, de latitude, de climat, de profession, de compagnon ou compagne, etc.

Ceci entraîne un épuisement psycho-neuro-endocrinien dont un des effets est la diminution des capacités organiques d'oxydation des acides fruitariens.

Ce qui explique que tout usage excessif ou intempestif de fruits (pourtant à la mode) va immanquablement entraîner la fatigue et la déminéralisation.

2e PARAMÈTRE : LE CLIMAT ET LA SAISON

Si l'on observe la répartition des fruitiers sur la planète, on constate que la nature développe d'autant plus d'arbres fruitiers que le climat est chaud et d'autant moins que le climat est froid.

Si l'on tient compte de l'instinct et des envies spontanées, on est tenté par un fruit lors d'un bel après-midi africain, ce fruit nous rafraîchit et nous donne la sensation de mieux supporter la chaleur.

Par contre, si le climat est froid, on est en Alaska ou en Sibérie, il fait −30°, le fruit ne fait pas envie, on grelotte et le nez coule encore plus après son ingestion ; d'instinct la pomme, l'orange ou tout autre fruit aqueux ne sont pas désirés, bien au contraire.

Il faut le conditionnement médical et médiatique, on ingère le fruit par raison…

La nature raréfie les fruits en hiver, elle les donne à profusion en été.

Les nutritionnistes dans leurs observations étroites, *in vitro* sur des cultures cellulaires, l'œil collé au microscope, déconnecté de l'homme dans son milieu de vie, veulent nous faire croire que c'est en climat froid et en saison froide que les fruits aqueux sont les plus indispensables.

Or, mes observations pratiques sur le vivant, répétées des milliers de fois, prouvent que les assertions des nutritionnistes sont archi-fausses.

En effet, en climat froid ou en saison froide, l'organisme combure très mal les acides citrique, tartrique, malique des fruits aqueux.

Si des fruits sont consommés en quantité, l'organisme va :

1 – Utiliser ses bases minérales pour neutraliser les acides non oxydés (voir plus haut). Les conséquences seront : la déminéralisation, la fatigue, la frilosité.

2– Éliminer les acides non oxydés aux muqueuses respiratoires et O.R.L. Les secrétions muqueuses très augmentées seront le milieu de culture et de prolifération idéal pour les bactéries et les virus.

L'homme du XXIe siècle a perdu ses facultés d'observation. Avant 1950 sauf si les carences protéiques et l'alcoolisme régnaient, les enfants étaient robustes, ils ignoraient quasiment les otites, les rhino-pharyngites, les bronchites même l'hiver et ceci malgré une alimentation très réduite en fruits aqueux, parfois un fruit le dimanche était en hiver le seul apport !

Aujourd'hui, « gorgés » de fruits de vitamine C naturelle et artificielle, les enfants font l'hiver des infections O.R.L. et respiratoires non-stop.

Par exemple au restaurant, un couple arrive avec un enfant de 6-7 ans, on lit le menu, on passe la commande du repas et des boissons.

Le garçon arrive avec les boissons, une bonne bouteille, un litre d'eau plate ou gazeuse et le jus d'orange pour l'enfant.

L'enfant impatient commence par boire son jus d'orange et moins de cinq minutes après, il éternue, tousse, crache.

« Il a encore pris froid », dit le père. « On n'aurait pas dû le sortir », surenchérit la maman…

Histoire exceptionnelle ?
Non, histoire habituelle.

3e PARAMÈTRE : L' HEURE DE LA CONSOMMATION

Le matin (sauf s'il fait déjà très chaud) on a d'instinct plutôt envie de quelque chose de chaud (sauf certains individus très particuliers ayant en permanence trop chaud), on a plutôt envie d'une boisson chaude avec pain et beurre ou pain et un aliment protéique.

Par contre, souvent l'après-midi tout naturellement entre 16h30 et 18h, on a envie d'un beau fruit parfumé.

Cette envie d'un fruit l'après-midi correspond aux besoins physiologiques.

En effet, c'est l'après-midi que les possibilités oxydantes des acides sont à leur optimum, le fruit aqueux dans un climat chaud, voire tempéré, est favorable.

Au contraire, le matin au réveil, les possibilités organiques d'oxydation des acides fruitariens sont réduites à leur minimum.

Le proverbe « L'orange est d'or le matin, d'argent le midi et de plomb le soir » est archifaux sous nos latitudes.

Dans la réalité, l'orange est de plomb le matin, d'argent le midi et d' OR vers 17-18h.

Nous sommes en avion, un long voyage de nuit ; 8h30 on sert le petit déjeuner : jus d' oranges à volonté + pain + beurre + confiture + café ou thé.

Vers 9h c'est curieux, on éternue et on tousse aux « quatre coins de l'avion ».

Merci au JUS D' ORANGE le matin !

Il suffit d'observer si vous faites en avion de longs voyages de nuit.

4e PARAMÈTRE : L'INDIVIDU

Les fruits aqueux (cerises, pêches, framboises, pommes, prunes, oranges, ananas, etc.) outre les nutriments, vitamines, sucres, minéraux, fibres, mucilages et arômes, nous apportent des acides citrique, malique, tartrique et autres.

Ces acides subissent différentes actions de la part de l'organisme.

Soit : ILS SONT parfaitement oxydés (comburés) en gaz carbonique et en eau, le fruit libère alors ses nutriments sans être le vecteur d'aucune nuisance. C'est le meilleur des cas.

Les individus qui réalisent parfaitement ces oxydations sont sthéniques et résistants au froid. Ils sont souvent de tempérament dit sanguin.

Ce sont des acido-neutralisants par oxydation.

Soit : **ces acides sont pas ou peu oxydés**.
Dans ce cas, l'organisme, pour éviter toute variation du pH du sang qui mettrait la vie en danger, va donner ses minéraux : calcium, magnésium, potassium, pour neutraliser les acides et créer des sels qui seront éliminés par les voies urinaires (voir plus haut).

S'il fait froid, ces acides seront en partie éliminés aux muqueuses O.R.L. et pulmonaires faisant ainsi le lit des infections.

S'il fait chaud, ces acides sont parfois éliminés par voies génitales chez la femme.

Les individus (l'homme ou femme) qui n'oxydent pas ou peu les acides fruitariens sont des acido-neutralisants par spoliation minérale.

Ces individus sont toujours frileux de nature et souvent fatigables. Ils sont souvent (mais pas toujours) pâles et longilignes.

La consommation de fruits aqueux ne devra pas excéder chez ces personnes :
– 100 à 200 grammes l'été,
– 50 à 100 grammes l'hiver.

Si ces quantités sont dépassées, l'individu va :

1) Maigrir.

2) Devenir nerveux, irritable.

3) Se déminéraliser, ses ongles vont se dédoubler, ses dents se carier (micro-poly-caries SOUS l'émail dentaire, rien à voir avec la carie due au sucre), ses os vont devenir fragiles avec décalcification.

4) Ses muqueuses vont devenir hyper-sécrétantes faisant le lit des infections, la muqueuse buccale, la langue pourront s'ulcérer.

5) Les endocrines vont être atteintes : hypo-surrénalisme, hyperthyroïdie, déficience sexuelle, atteinte des parathyroïdes.

6) Un blocage relatif de la sécrétion biliaire survient parfois, les selles seront décolorées…

7) La frilosité peut devenir extrême (chandail l'été).

8) Des ulcérations peuvent apparaître aux extrémités des doigts, et des engelures au niveau des orteils l'hiver.

9) Dans les cas où la consommation est très importante en climat froid, des spasmes peuvent survenir au niveau de tous les organes.

10) Une surconsommation importante au climat froid peut faire disparaître toute libido.

11) L'excès de fruits aqueux entraînera une chute immunitaire.

12) Dans le cas où la consommation est très très importante en climat très froid, elle pourra même « faire le lit » de la tuberculose pulmonaire.

LE CAS DRAMATIQUE DE CERTAINS BÉBÉS

On voit parfois donner à des bébés de 5 kg, un biberon de jus de fruits, le plus souvent du jus d'oranges.

A-t-on pensé un seul instant que 100 ml pour un enfant de 5 kg représente en proportion **un litre et demi de jus d'oranges ingéré en une fois** pour un individu de 75 kg...

Les parents et parfois le médecin s'étonnent de la diarrhée, des cris, de l'insomnie, de la toux et des infections non-stop...

LE POINT SUR LES ALIMENTS PROTÉIQUES

Nous avons vu en 40 ans de pratique un tel nombre d'enfants **handicapés à vie par la théorie de l'alimentation végétalienne** (uniquement à base de végétaux avec exclusion totale des aliments protéiques d'origine animale : viandes, poissons et même œufs, fromages), qu'il nous tient particulièrement à cœur d'écrire ce chapitre.

Mais voyons quels sont les arguments fallacieux avancés en faveur des protéines végétales.

LES PURINES

Dire que les protéines végétales n'apportent pas de purines est une affirmation totalement fausse. Les légumineuses sont extrêmement chargées en purines (transformées en acide urique dans l'organisme). Le soja contient deux fois plus de purines que la viande de porc.

Les levures, si utilisées en alimentation végétalienne, contiennent, à poids sec égal, 50 fois plus de purines que la viande.

Quant aux thé, café, maté, cacao (souvent consommés à haute dose par le végétalien en état de malnutrition), leur teneur en purines est considérable.

Les viandes (abats exceptés) apportent 80 à 160 mg de purines pour 100 g, ce qui est une quantité très faible, parfaitement transformée en acide urique et facilement éliminée.

LE MYTHE DU CHOLESTÉROL INGÉRÉ

Dire que le cholestérol est un poison, est un non-sens doublé d'une absurdité scientifique ; le cholestérol sert de base à l'élaboration de nombreuses vitamines – D3 notamment – de nombreuses hormones, sexuelles en particulier ; il est indispensable aux échanges cellulaires, etc.

Les apports de cholestérol n'ont rien à voir avec la teneur en cholestérol de l'organisme.

Dans les années 70, une partie de ma clientèle était de « purs végétaliens », n'ingérant ni viande, ni poisson, ni œufs, ni aucun produit laitier. Certains d'entre eux, très jeunes, la trentaine, avaient un taux de cholestérol entre 3 et 5 g et des lipides totaux entre 10 et 15 g/l (on ne recherchait pas à cette époque les L.D.L., les H.D.L., ni le rapport (L.D.L./H.D.L.). Iridologue, j'observais des gérotoxons correspondant à des âges de 60 à 80 ans. Comment des individus qui n'ingéraient pas un milligramme de cholestérol par an, pouvaient-ils avoir un tel taux de cholestérol et de lipides totaux ?

Comment expliquer ces gérotoxons et ce vieillissement chez des gens adeptes des aliments « purs » (sous-entendu des aliments végétaux) ?

Par contre, à la même époque, comment expliquer les bonnes analyses sanguines, l'état vasculaire satisfaisant, l'absence de gérotoxon chez des omnivores de 50 ans et plus, ingérant des produits « impurs » (sous-entendu des aliments de nature animale)…

Quelle claque à la théorie des viandes rouges accusées de toutes les maladies… En observant de très près (nutritionnellement parlant) les végétaliens, je ne tardai pas à comprendre… Souffrant de carences protéiques, ils étaient en permanence « torturés » par la faim…

En conséquence, ils grignotaient tant et plus : biscuits, gâteaux, pâtes d'amandes, certes bio mais « bourrés de calories »...

C'est à cette époque que je compris que la plaque d'athérome n'a rien à voir avec le cholestérol et les lipides ingérés, mais avec le cholestérol et les lipides fabriqués à partir de l'excédent de calories dont le grignotage est un des vecteurs principaux ainsi que la suralimentation globale. Ce qui veut dire que les graisses animales et le cholestérol exogène ne sont nuisibles que lorsqu'ils rentrent dans le cadre d'un apport calorique excessif par rapport aux besoins de l'organisme.

Dans le cas contraire, ils sont oxydés et bénéfiques, en particulier pour leur apport en vitamines liposolubles.

LE MYTHE DE LA COMPLÉMENTARITÉ CÉRÉALES-LÉGUMINEUSES

Les céréales contiennent 7 à 14 % de protéines, les oléagineux 15 à 20 %, les légumineuses 20 à 40 %.

Malgré cela, aucune protéine végétale n'est complète ; les céréales et oléagineux sont carencés en **thréonine, lysine, isoleucine,** les légumineuses sont carencées en **tryptophane, méthionine, cystine.**

Les promoteurs du végétalisme, sachant que les céréales sont carencées en **thréonine, lysine, isoleucine** en général, et que les légumineuses sont carencées en **tryptophane, méthionine et cystéine** en général, se sont dit : ce ne sont pas les mêmes aminoacides qui manquent aux céréales et aux légumineuses ; si l'on associe au même repas céréales et légumineuses, nous aurons une complémentarité céréales-légumineuses apportant tous les aminoacides et nous ne risquerons pas de carences.

Effectivement, tous les aminoacides sont présents lors d'un repas comprenant céréales + légumineuses, mais la possibilité pour un tel repas d'assurer une nutrition protéique suffisante n'est qu'une théorie séduisante et rien d'autre.

Pourquoi ?

Même si tous les aminoacides sont présents, certains le sont en quantité insuffisante. Or, si un seul aminoacide, la lysine par exemple, n'est apporté qu'à 40 % des besoins organiques, non seulement l'organisme va souffrir de carence en lysine, mais aussi de tous les autres aminoacides car l'organisme n'**utilise les aminoacides qu'en fonction de celui présent au minimum** ; les besoins protéiques de l'organisme ne seront donc assurés que pour 40 % seulement et ceci même s'il y a suffisance de tous les acides aminés à part un seul.

Non seulement à un même repas tous les aminoacides doivent être présents mais aussi pour **chacun d'eux être présents en quantité suffisante.**

LE PROBLÈME DE LA BIO-DISPONIBILITÉ DES AMINOACIDES

Les aminoacides d'origine végétale sont enfermés dans un **contexte fibreux :** cellulose, hémi-cellulose, lignine, cutine et leur **extractibilité est très difficile pour le tube digestif humain.**

Soumis à une alimentation à base de céréales + légumineuses, s'installe très rapidement une atonie fonctionnelle de l'estomac, de l'intestin et du foie.

Atonie due à l'excès de glucides et à la carence protéique.

Il suffit de constater l'haleine des véritables végétaliens et des macrobioticiens-végétaliens qui exhalent en permanence des relents alcooliques (odeur de whisky due aux fermentations amylacées dans le tube digestif), plus importants que les « fêtards » occasionnels de réveillon…

Quant au bébé nourri aux protéines végétales, et en particulier le bébé nourri au « lait » de soja, il suffit de sentir (on croit entrer dans un poulailler), ses selles pestilentielles et de voir son abdomen hyperdilaté sur un tronc squelettique, pour savoir à quel effort surhumain est soumis son pauvre appareil digestif.

Ce sont, en effet, les aliments protéiques animaux qui activent la sécrétion en acide chlorhydrique de l'estomac.

Dès l'instant où il y a manque de ces aliments, l'hypochlorhydrie s'installe.

Or, c'est l'acide chlorhydrique qui déclenche au niveau duodénal la sécrétion de trois hormones, à savoir :

- la cholécystokinine commandant la vidange de la vésicule,
- la pancréozymine commandant la sécrétion enzymatique du pancréas,

– la sécrétine commandant la sécrétion aqueuse et bicarbonatée du pancréas.

L'hypochlorhydrie par carence en aliments protéiques animaux est donc un facteur essentiel de maldigestion du bol alimentaire végétal, donc un facteur aggravant encore la carence protéique.

Ces considérations sur :

1. la loi du minimum,
2. la faible bio-disponibilité des aminoacides végétaux,
3. l'atonie fonctionnelle de l'appareil digestif soumis à l'alimentation végétale,

expliquent parfaitement l'amaigrissement, l'affaiblissement, l'anémie, la cachexie par malnutrition des vrais adeptes de ce système alimentaire.

Nous disons de vrais adeptes car, dans la plupart des cas, (neuf individus sur dix), les « écarts alimentaires » sont nombreux et inavoués, ce qui sauve l'individu.

LE MYTHE DES PTOMAÏNES ET PUTRESCINES

Lors du stockage de la viande et du poisson dans des conditions d'hygiène et de température trop élevée, la putréfaction intervient rapidement avec naissance de poisons (putrescine, ptomaïne, etc.) ce qui dans le passé, par ignorance, a causé des intoxications mortelles.

Mais aujourd'hui, parler d'une intoxication par les ptomaïnes, les putrescines, alors que de la production à la consommation interviennent les « chaînes réfrigérantes », relève d'une absence des plus élémentaires informations.

Le poisson n'est plus transporté à dos de mulet de Dieppe ou de Boulogne jusqu'à Paris, cessons de cauchemarder.

Faut-il aussi faire remarquer que certaines protéines animales, tels les œufs, se conservent plusieurs jours (même sans réfrigération), sans subir la moindre putréfaction : un œuf de dix jours mis à couver permet la naissance d'un poussin.

LE MYTHE DE LA SURCHARGE PROTÉIQUE

Dans notre pratique, nous avons eu le cas d'un paysan sarthois qui :

- Vers 5 heures du matin, consommait, avant d'aller à la traite, un bol de lait + pain + saucisson.
- Vers 8 heures, il faisait un petit-déjeuner « normal » : café au lait + pain et rillettes.
- Dans la matinée, il grignotait un peu de viande fumée et un doigt de « rouge » pour se donner du courage.
- Son déjeuner comportait : pâté + rillettes + légume + viande + fromage + tarte aux fruits ou crème aux œufs et au lait + un « petit litron de rouge » + café.
- Quant au goûter « léger », il se composait d'un bol de lait caillé + un peu de viande fumée + du pain + 2 verres de « rouge ».

- Le soir disait-il, il faut dormir l'estomac vide : juste une soupe de légumes avec un verre de « rouge » dans le potage « pour donner du goût »...

Est-il nécessaire de préciser que notre homme était atteint d'urémie, d'uricémie et d'hypertension ?

De tels comportements alimentaires (douze apports protéiques/24h) sont bien sûr pathogènes et non rien à voir avec un apport protéique midi et soir !

LE MYTHE DE LA TOTALITÉ DES VITAMINES DANS LES VÉGÉTAUX

ARCHI-FAUX !

1. il n'y a pas dans les végétaux d'EPA ? acides gras de la série Oméga 3
2. il n'y a pas dans les végétaux de DHA, acides gras de la série Oméga 3
3. il n'y a pas de vitamine D3
4. il n'y a pas de vitamine B12 dans les végétaux, elle existe dans l'humus produite par les bactéries. Si l'on veut de B12, il faut manger carottes, navets, céleri, salades, etc. avec l'humus. Bon appétit !
5. il n'y a pas de vitamine A dans les végétaux mais du BÉTACAROTÉNE que le foie s'il est en bon état transformera en vitamine A.
6. le FER est présent dans les végétaux mais sous la forme NON HÉMINIQUE peu utilisable par l'organisme.

LE MYTHE DE L'HOMME VÉGÉTALIEN AINSI QUE LE PROUVERAIT L'ANATOMO-PHYSIOLOGIE COMPARÉE

Observons les animaux.

• **Le granivore,** c'est-à-dire l'oiseau, mange des graines, un peu de fruits, des insectes vivants. Les insectes vivants sont l'alimentation exclusive de l'oisillon.

• **La vache** fait les 3 huit, huit heures à dormir, huit heures à manger, huit heures à digérer. Sa bouche sécrète de 100 à 200 litres de salive par jour (une vache saine bave). Elle a trois pré-estomacs – le rumen, le réseau et le feuillet dont la capacité est de 250 à 300 litres – un véritable estomac, la caillette, un intestin grêle de 40 mètres de long et un gros intestin de 11 mètres. Son pancréas sécrète de 7 à 9 litres de suc par jour, son foie 2 à 3 litres de bile. Les trois pré-estomacs constituent un formidable fermenteur.

Au niveau du rumen, le pH est entre 6 et 7, le nombre de bactéries et de protozoaires y est impressionnant. La température est de 40°. Les aliments imprégnés de salive subissent une digestion bactérienne et restent dans le rumen entre 30 et 70 heures. L'éructation de gaz est de 1 000 à 2 000 litres par 24 heures : gaz carbonique et méthane (Extrait de *Transitions alimentaires et ennuis digestifs* – Dr Henaut).

Même ramené aux proportions humaines, on imagine mal un homme, une femme, en train de baver 20 ou 30 litres de salive et éructant de 200 à 300 litres de gaz pendant une conversation galante…

Dans le rumen d'une vache, il y a approximativement 30 000 000 000 000 de protozoaires et 30 000 000 000 000 000 de bactéries soit autant de bactéries que dans 300 tubes digestifs humains. N'oublions pas que la digestion dans le rumen est bactérienne.

• **Le lapin** place son élevage de bactéries dans le cæcum ; là, les déchets de la digestion sont partiellement transformés en bactéries.

Ce qui est inutilisé est rejeté par le côlon et éliminé dans la journée sous forme de crottes dures que le lapin délaisse.

La nuit, par contre, il élimine des crottes molles (paquets de bactéries formés dans le cæcum) qu'il réabsorbe ensuite. Si on élève un lapin soumis à l'alimentation naturelle sur un treillis par lequel tombent les crottes molles, le lapin crève, faute de se nourrir de ses crottes.

Osera-t-on prétendre que l'homme, vis-à-vis des protéines, possède la même physiologie que l'herbivore ?

Le carnivore, bien sûr, se nourrit de chair et de végétaux trouvés dans les viscères de sa proie.

L'herbivore mange de l'herbe ainsi que des insectes et des œufs d'insectes contenus dans l'herbe.

Or, ces insectes et ces œufs lui sont indispensables.

• Si l'on alimente une **jument gravide** avec du foin dépoussiéré, privé des insectes et des œufs d'insectes, elle met au monde un poulain présentant une ostéomalacie et une atrophie des parathyroïdes.

• Le frugivore (orangs-outans, gorilles, grands singes en liberté dans la nature), se nourrit à 70-80 % de fruits, oléagineux, racines, bourgeons, de pousses vertes, de manioc, de céréales à l'état laiteux et 20-30 % d'œufs d'oiseaux, d'insectes vivants, de fruits de mer, d'oisillons au nid, de petits mammifères attrapés à la course.

Les orangs-outans, les gorilles, les grands singes en liberté sont, dans l'observation des faits, comme l'ours, le sanglier, la plupart des oiseaux, de véritables omnivores.

À la saison des pluies, le grand singe casse des tiges de bambou, les humecte de salive, les plonge dans les termitières. Les termites se collent à la salive, il retire le bambou et mange avec délice ces termites.

Au bord des côtes chaudes, le grand singe attend la marée basse pour ramasser les fruits de mer dont il se délecte. Or, l'homme aurait la même anatomo-physiologie digestive que le grand singe.

Il doit donc manger des protéines animales, sinon il perd sa vitalité.

De plus, ayant quitté son climat originel, travaillant à des rythmes antibiologiques, l'homme doit garder impérativement des protéines d'origine animale dans son alimentation.

Ainsi, un animal herbivore, malgré sa physiologie digestive et sa flore spéciale, ne peut se passer d'aliments protéiques d'origine animale, témoin la gestation dramatique de la jument gravide privée d'insectes et d'œufs d'insectes.

Pendant que j'écris me reviennent des souvenirs-cauchemars : cette femme végétalienne qui traîna son 1,60 m et ses 20 kg jusqu'à mon cabinet…

J'ai encore souvenir de cette petite danseuse de 17 ans morte sur scène, sacrifiée sur l'autel du fruitarisme.

J'ai encore à l'esprit ce bébé de Saint-Jean-de-Braye, si décharné que je me demande comment la vie pouvait s'y abriter.

Je sens encore son haleine pestilentielle due aux fermentations par excès d'amylacés et d'oléagineux.

Quand je pense qu'il me fallut plusieurs mois pour persuader les parents de lui donner des œufs et du poisson et que c'est seulement au « bord de la tombe » que les parents s'y décidèrent !

L'alimentation strictement végétalienne conduit en théorie, selon la mystique des chefs d'école ou selon des considérations pseudo-scientifiques aberrantes, à la **santé** et à la **spiritualité.** Mais, en réalité, **elle conduit le bébé :**

- parfois à la **débilité mentale** par carence en certains aminoacides et AGE indispensables au développement cérébral,
- souvent à **l'arrêt de croissance** de longue durée (carence protéique et phosphocalcique D3),
- quelquefois, à la **mort** lorsqu'il y a carence de protéines, non seulement animales, mais aussi végétales) ; sinon 9 fois sur 10 à des séquelles à vie,
- à des carences en fer, vitamines B9 et B12.

Elle conduit l'enfant :

- très souvent à **l'arrêt de croissance** d'une durée de plusieurs mois à plusieurs années,
- très fréquemment à l'**anémie grave,**
- toujours à l'**hypotonie musculaire**,
- très fréquemment à la **décalcification des dents et du squelette,**
- toujours à l'**amaigrissement important,**
- très souvent à l'**asthénie extrême,**
- fréquemment au **refoulement psychologique.**

LE MYTHE DE LA SANTÉ PARFAITE APRÈS LES TEMPS D'ADAPTATION ET DE DÉSINTOXICATION

Cette assertion est fausse ; les seuls individus qui, soumis à l'alimentation végétale, gardent la santé, sont ceux qui mentent effrontément (la plupart cachent ce qu'ils mangent : des œufs et du fromage à l'insu des autres membres de la famille).

Par contre, chez le véritable végétalien, chez le végétalien sincère, s'installent avec l'amaigrissement, la dénutrition, l'anémie, et avec le temps, une sorte de bien-être extraordinaire où l'individu semble « flotter dans l'air », où il semble devenir insensible aux « contingences de ce monde ».

À ce stade, l'individu devient totalement imperméable aux mises en garde ; un sourire angélique nuancé d'une certaine commisération accueille tous les avertissements.

C'est l'ivresse de dénutrition, ainsi que je l'ai nommée.

Elle est causée par la carence protéique au niveau cérébral.

Toutefois, qu'il y ait des enfants avec une croissance satisfaisante en étant nourris uniquement de « laits végétaux », c'est absolument sûr mais plus que rarissime.

Qu'il y ait des adultes en pleine santé avec une alimentation végétale très diversifiée, c'est certain.

Mais cela représente une très faible minorité ; seul 1 % approximativement des individus peuvent extraire des végétaux suffisamment d'acides aminés pour bâtir des tissus. 99 % des autres individus, après un laps de temps de quelques semaines à quelques années, subissent dans leur organisme des dégâts irréparables. Nous ne comptons plus ces enfants chétifs, amaigris à l'extrême, décalcifiés, anémiques, le ventre énorme, le thorax et les membres squelettiques, véritable vision apocalyptique dans un monde d'abondance.

Beaucoup de ces enfants meurent chaque jour dans le silence des dogmes et des « dieux diététiciens », qu'il ne faut pas offenser.

En ai-je vu en 50 ans de pratique, de ces pauvres nourrissons, le corps décharné par l'autolyse protéique, sacrifiés sans risques (car la justice française et étrangère ne connaît pas encore ce crime), sur l'autel monstrueux du végétalisme ou de la macrobiotique totalement végétalienne !

En ai-je vu de ces adolescents pâles comme des morts, aux membres fragiles comme du verre, incapables d'efforts physiques et intellectuels, de pauvres gosses de 17 ans pesant 35 kg !

En ai-je assez vu de ces adultes à 9 de pression artérielle maxi, à 2 800 000 globules rouges, ayant juste assez de muscles pour tenir leurs 35-45kg et à peine assez d'énergie pour s'exprimer dans un souffle !...

Les méfaits du végétalisme sur les adultes :

On constate très fréquemment :

- **œdèmes des jambes,**
- **fonte musculaire,**
- **impuissance,**
- **frigidité,**
- **aménorrhée,**
- **déminéralisation,**
- **décalcification,**
- **irritabilité,**
- **asthénie prononcée,**
- **état squelettique,**
- **cachexie,**
- **anémie,**
- **dermatoses,**
- **catarrhes,**
- **tumeurs,**
- **sectarisme.**

Qu'il est triste de penser que des idéalistes utilisant de façon partiale des connaissances physiologiques et dépourvus de tout sens critique d'observation puissent, par leur talent d'orateur, leur personnalité, exercer une séduction morbide sur des foules à la recherche d'un mieux-être, et sous couvert de leur doctrine, conduire des dizaines de milliers de personnes vers la déchéance physiologique consentie dans l'aliénation quasi mystique.

Voir les illustrations et les photographies dans le livre *Folie et sagesse des médecines naturelles* de R. Masson.

LE MYTHE, À CONDITIONS GÉOBIOLOGIQUES ÉGALES, DE LA SUPÉRIORITÉ D'UNE ALIMENTATION VÉGÉTALE

La tribu des Massaï (Kenya) est composée de sujets grands, forts, se nourrissant de lait, de sang cru défibriné et de viande. Leur dentition est splendide, leurs facultés intellectuelles sont développées ; ce sont d'excellents médecins et vétérinaires vivant essentiellement de l'élevage et de la chasse.

Les Kikuyu qui sont leurs voisins, sont plutôt des agriculteurs, vivant principalement de patates, céréales, millet, haricots et bananes. Ils sont beaucoup moins beaux physiquement que les Massaï et, quoique peu atteints, ils sont moins exempts de caries dentaires que ceux-ci.

(Voir A. Misserand, *À la recherche de l'homme,* Librairie Istra).

Signalons encore que, selon certains auteurs, les Massaï sont capables de performances olympiques sans entraînement...

LE MYTHE DE LA PROGRESSION DU CANCER SUPERPOSABLE À CELLE DE L'ALIMENTATION CARNÉE

Si c'était l'augmentation de la consommation de viande qui était responsable de la progression du cancer, comment expliquer que les Esquimaux, qui se nourrissaient uniquement de viande et de graisses avant d'être « touchés » par la civilisation, ignoraient totalement le cancer ?

Comment expliquer également que la tribu des Massaï et autres peuplades à alimentation très carnée, mais isolées de la civilisation, ignorent le cancer ?

Si la viande était la cause fondamentale du cancer, comment expliquer la fréquence du cancer chez les végétaliens ?

Il s'agit en fait de l'interprétation éhontée d'une statistique. Ce qu'il faut oser dire, c'est que partout dans les régions industrialisées, si la consommation de viande est multipliée par trois, celle des céréales raffinées l'est aussi, celle du saccharose industriel est multipliée par cent, celle de l'alcool par dix, celle du tabac par mille, celle des additifs de synthèse (colorants, arômes, poudres à lever, etc.), des pesticides, fongicides, herbicides, parasiticides, par un million.

Sans oublier les carences en fibres alimentaires, la suralimentation globale, la sédentarité, les stress.

Mais savez-vous, amis lecteurs, que la conduite d'une 2CV fait pousser la barbe. En effet, on a constaté que 70 % des conducteurs de 2CV étaient barbus…

Ah! Que c'est beau l'interprétation d'une statistique…

LIEN ENTRE PROTÉINES ET VACCINATION – LE MYTHE DE L'IMMUNITÉ CORRECTE AVEC LES PROTÉINES VÉGÉTALES

Pour déterminer la relation entre les quantités et la qualité des protéines absorbées et la réponse aux vaccinations systématiques reçues au cours de la première année, les réponses d'anticorps aux vaccins contre la polio, la diphtérie, la rougeole ou le tétanos furent comparées chez 62 enfants nourris soit au sein, soit par une des quatre méthodes d'alimentation artificielle pendant les 5 premiers mois de la vie.

Les types d'alimentation artificielle variaient en qualité et en quantité de protéines : lait de vache riche en protéines, lait de vache faible en protéines, une formule adaptée et une formule à base de farine de soya.

Après l'âge de 5 mois, tous les enfants furent mis au même régime.

Le modèle général de réponses d'anticorps déterminées par les niveaux d'anticorps, quand les enfants eurent 5 et 8 mois montra que ceux qui avaient été nourris au sein ou au lait de vache riche en protéines avaient des réponses d'anticorps adéquates et continues ; ceux nourris avec la formule adaptée avaient une réponse élevée mais temporaire; et ceux nourris au lait de vache faible en protéines ou avec la formule à base de soya avaient une faible réponse (32 références). « International Pharmaceutical Abstracts, Washington D.C., 15 avril 1984 ».

En Afrique, chez les populations soumises à un régime pauvre en protéines animales, la rougeole est très souvent mortelle.

Il ne s'agit pas d'un phénomène lié à une biologie particulière de ces enfants car, nourris comme les nôtres, ils dominent facilement leur rougeole, nous indique le professeur Gilbert Carraz.

LE MYTHE DE LA PETITE TAILLE DES ASIATIQUES PAR L'ORIGINE ETHNIQUE

Si on interroge « Monsieur Tout-le-monde » sur le pourquoi de la petite taille des Asiatiques, la réponse sera : « les caractères génétiques inhérents à l'ethnie… ».

C'est totalement faux : c'est l'alimentation excessivement végétale (soja, riz, légumes) et insuffisamment riche en viande, poisson, œufs qui est responsable. Quand un couple d'Asiatiques crée une famille aux États-Unis, leurs enfants ont la taille des Américains. Les enfants d'un couple d'Asiatiques nés en Europe ont la taille des Européens. La petite taille des Asiatiques est expliquée par la carence protéique.

LE MYTHE DES ALIMENTS PROTÉIQUES ANIMAUX ACIDIFIANTS

Les protéines alimentaires sont digérées et leurs acides aminés passent dans le sang au niveau du grêle.

Seul le collagène n'est pas digéré et atteint le côlon.

Mais la quantité de collagène qui atteint le côlon (15 à 20 grammes par jour) est insignifiante en regard de la desquamation cellulaire du grêle et du côlon (250 g par jour), des cadavres microbiens (cent milliards par jour), de la sécrétion muco-protéique du côlon, et de l'urée rejetée dans le côlon (15 % du pool de l'urée).

Dans tous les cas, cela ne saurait acidifier l'organisme car nous le savons, les éléments cités plus haut subissent l'action des **perfringens** (bactéries) et le « tout » est transformé en acides aminés.

Que deviennent ces acides aminés ?

- 1/3 servira à de nouvelles synthèses bactériennes,
- 1/3 sera réabsorbé aux fins de nutrition,
- 1/3 subira la putréfaction.

Or, en aucun cas la putréfaction colique ne peut générer l'acidification, voir le chapitre : LES PROTÉINES SONT-ELLES ACIDIFIANTES OU PROTECTRICES DE L'ACIDIFICATION ?

UN AUTRE MYTHE : LES ALIMENTS PROTÉIQUES ANIMAUX NE DOIVENT PAS ÊTRE INGÉRÉS PLUS D'UNE FOIS PAR JOUR

Imaginons que votre repas de midi comportait en apport protéique 8 œufs ou 700 g de poisson ou 700 g de viande, pas les acides aminés.

Vous allez dire peut-être : inutile de manger viande ou poisson ou œufs ce soir car à midi j'ai suffisamment ingéré d'aliments protéiques pour la journée.

Il n'en est rien !

Certes à midi, l'apport a été énorme et excessif mais l'organisme ne stocke pas les aminoacides qui proviennent de la digestion des aliments protéiques.

Il utilise les aminoacides pour restaurer et « fabriquer » de nouvelles cellules qui vont remplacer les cellules mortes les heures précédentes.

Ensuite s'il reste un « stock » important d'acides aminés, ces derniers vont subir une double action de la part de l'organisme.

1. Une partie sera oxydée pour produire de l'énergie et de la chaleur.
2. Ce qui reste sera éliminé sous forme d'acide urique, d'urée et d'ammoniaque.

En aucun cas, l'organisme ne va « stocker », c'est-à-dire mettre en réserve les acides aminés pour des besoins ultérieurs.

D'où l'importance d'une présence d'aliments protéiques à au moins deux repas sur trois. L'excès à un repas ne remplaçant pas l'absence à un autre.

IGNORANCE GÉNÉRALE DES QUANTITÉS PROTÉIQUES NÉCESSAIRES

1 gramme de protéine est contenu dans 5 grammes d'aliments protéiques.
100 grammes de viande ou poisson, c'est en moyenne 20 grammes de protéines.
2 œufs (blanc + jaune) de 50 grammes chacun, c'est 18 grammes de protéines.

Quoique les besoins varient légèrement d'un individu à l'autre, il ne faut pas moins de 1 gramme par kilogramme et par jour de protéines.

Ce qui fait 70 g de protéines pour un individu de 70 kg.

70 g de protéines équivalent à 350 g d'aliments protéiques.

C'est-à-dire :

125 g de viande
+
125 g de poisson
+
2 œufs.

Ce sont les quantités d'aliments protéiques nécessaires pour remplacer les cellules qui meurent chaque jour dans l'organisme.

LA VIANDE INGÉRÉE SE PUTRÉFIE DANS LE CÔLON HUMAIN

C'est impossible, car la viande est transformée en peptides dans l'estomac, ces peptides sont ensuite transformés en acides aminés dans l'intestin grêle, avant de passer dans le sang.

Seuls 15 à 20 grammes de « tissu fibreux » (plus exactement le tissu conjonctif ou collagène) échappent aux enzymes digestifs et atteignent le côlon.

Le collagène subira alors le sort des cellules desquamées du grêle et du côlon (250 grammes par jour), des cadavres microbiens, de la sécrétion muco-protéique du côlon et de l'urée rejetée dans le côlon (15 % du pool de l'urée) qui subiront l'action des perfringens transformant tous les éléments précédents en ACIDES AMINÉS subissant alors trois « destinations » à savoir :

- 1/3 de ces acides aminés repassera dans le sang pour la nutrition de l'organisme,
- 1/3 servira à la synthèse des bactéries du côlon,
- 1/3 subira le processus de putréfaction (décarboxylation + désamination).

La connaissance de ces aspects élémentaires de la physiologie digestive nous permet donc d'affirmer que l'intoxication par les protéines ingérées est un mythe.

LES VÉGÉTARIENS SONT EN MEILLEURE SANTÉ QUE LES AUTRES PARCE QU'ILS S'ABSTIENNENT DE VIANDE !

Vrai : Ils sont souvent en meilleure santé.
Faux : Ce n'est pas l'absence de viande, mais :

1. ils ne fument pas en général
2. ils ne boivent pas d'alcool
3. ils sont frugaux
4. ils mangent bio
5. ils font de l'exercice
6. il habite le plus souvent près de la nature
7. ils sont en généralcroyant et la prière est (entre autre) relaxante
8. se soignent naturellement, ils ne sont jamais victimes du iatrogénisme

LES PROTÉINES ANIMALES CONDUISENT À L'INTOXICATION !

Elles assurent au contraire la détoxication de l'organisme, voir le chapitre spécial sur le sujet.

LE POINT SUR LES CRUDIVORISMES

« L'ascèse a ceci de commun avec la débauche, c'est que toutes deux conduisent à la déchéance. »

Gustave Thibon

FAUT-IL MANGER CRU OU CUIT ?

L'expérience, devant laquelle il faut toujours s'incliner, prouve que le tout cru entraîne une perte de poids de 5 à 10 kg la première année et de 1 à 5 kg par an les années suivantes.

Les aliments glucidiques : les pommes de terre et les divers tubercules, les céréales, les légumineuses sont des aliments vitaux pour l'être humain.

Nous formulons **des *reserves sérieuses*** envers les différents crudivorismes.

En fonction du dispatching vital :

L'animal dispatche 80 % de sa vitalité sur le plan végétatif, viscéral et 20 % sur le plan cortical (cérébral), il peut et doit manger cru.
Au contraire, l'homme voit sa vitalité dispatchée à 80 % sur le plan cortical, cérébral, psychique et à 20 % sur le plan viscéral, végétatif.

Il lui est impossible de manger cru sans dégénérer sur le plan physique et physiologique. C'est une aberration impensable de comparer l'homme et l'animal.

Si l'homme veut vivre correctement, il doit impérativement manger cuit à 70-80 % et cru à 20-30 %.

Il est impératif pour lui de manger digeste car sa vitalité peu dispatchée sur le plan digestif ne lui permet pas de digérer le 100 % cru, il doit prédigérer ses aliments (70 à 80 % du bol alimentaire) par la cuisson. Rappelons que le coefficient de digestibilité de la pomme de terre est de 15-18 % crue et de 75-80 % une fois cuite…

Le crudivorisme ne semble possible que sous des îles paradisiaques ou l'individu vit de jeu, de pêche, de cueillette, de rires et de chansons à l'ombre des cocotiers...

Le dispatching vital sur le plan digestif peut alors devenir semblable à celui de l'animal...

Rappelons que les crudivores n'ont jamais pu suivre des expéditions de trappeurs au Canada, bon gré, mal gré, ils ont dû manger et boire chaud !

En fonction de la surcharge en fibres

La réduction drastique des farineux et des féculents, la réduction habituelle des aliments protéiques d'origine animale est alors **compensée** (pour satisfaire la faim) par une absorption massive de crudités-légumes aux repas et fruits entre les repas.

Cette surcharge massive des fibres crée souvent des entérocolites de gravité exceptionnelle, nécessitant le transport d'urgence en clinique des enfants soumis au système crudivore.

L'homme, contrairement à l'animal, a son potentiel vital monopolisé aux deux tiers par le cortex ; il est impossible de demander à l'homme une forte dépense énergétique sur le « végétatif », ce que réalise le crudivorisme en particulier en climat froid.

Par contre, l'animal, totalement préservé de cette déperdition vitale, peut monopoliser sans risque son potentiel vital vers la sphère végétative, en général, et digestive en particulier.

En fonction de la réduction générale des glucides

Certains crudivorismes suppriment purement et simplement céréales et tubercules, d'autres utilisent les fruits secs et les bananes, d'autres encore les céréales germées ; en théorie, les apports glucidiques semblent suffisants, mais en pratique, il n'en est rien.

En effet, les fruits secs (dattes, figues, pruneaux, etc.) et les bananes « saturent » très vite le goût : la quantité ingérée est, dans l'observation des faits, extrêmement faible et insuffisante.

Quant aux céréales crues, elles ne sont relativement digestes que germées, mais le goût des céréales crues est tellement insipide que, la quantité ingérée sera insuffisante.

Cet apport insuffisant entraîne rapidement l'amaigrissement, la frilosité, l'atonie générale et l'absence de résistance au froid, tant par l'insuffisance d'apports glucidiques proprement dits que par la faible assimilation entraînée par la réduction des glucides.

Quel que soit le crudivorisme (instinctivorisme, alimentation dite spécifique et naturelle. etc.), la perte de poids est de 5 à 10 kg la première année et de 1 à 5 kg les années suivantes.

En fonction des apports protéiques insuffisants

Très souvent, dans les crudivorismes divers, il n'y a présence de viande ou de poisson ou d'œufs ou de fromage qu'à un seul repas par jour.

Or, l'observation des faits prouve que, pour la plupart des individus, le maintien, le tonus, de la vitalité, du « rendement général », du rendement sportif, le maintien du volume, de la tonicité musculaire, de la résistance à l'effort, au froid, aux infections… nécessitent la présence à deux repas par jour de viande ou de poisson ou d'œufs ou de fruits de mer.

La présence d'un apport journalier unique de protéines animales est une des causes de l'amaigrissement, de la fatigue, de l'atonie générale du crudivore.

En fonction de la dissociation aliments protéiques – aliments glucidiques

Les crudivores, nous l'avons vu, consomment peu d'amylacés et certains prennent à des repas différents, aliments protéiques et aliments glucidiques.

Ceci est très dangereux car le besoin de glucose étant tellement vital, l'organisme va utiliser une partie très importante des aminoacides, nés de la digestion des aliments protéiques, à la néoglucogenèse, c'est-à-dire à la synthèse du glucose.

Nous en verrons le mécanisme en étudiant l'alimentation dissociée.

En fonction des apports de fruits aqueux

Dans certains crudivorismes, les apports de céréales et de tubercules sont presque supprimés : l'individu se sustente de légumes, fruits, oléagineux, fromages blancs, jaunes d'œufs.

Dans ce cas précis, la faim devient permanente entre les repas.

Que fait alors le crudivore ?

Il mange des fruits aqueux, seuls aliments commodes à utiliser entre les repas.

Il finit souvent par consommer de 1 à 3 kg de fruits par jour, compte tenu de ce qu'il absorbe aux repas.

Malheureusement, cette quantité est très dangereuse, pour beaucoup d'individus, les acides des fruits sont normalement comburés en gaz carbonique + eau au niveau cellulaire, mais ces possibilités de transformation et de combustion sont extrêmement variables d'un individu à un autre.

Plus l'individu est **frileux et fatigable**, moins il peut comburer les acides fruitariens : il devra donner ses bases minérales pour **neutraliser** les acides **non comburés en gaz carbonique + eau.**

Ce qui, avec le temps, aboutira à ce que j'ai nommé le **syndrome du frugivore.**

PRÉCISIONS SUR
– LE SOJA,
– LE LAIT,
– LE GLUTEN

LE SOJA

Les Asiatiques ont considéré le soja comme toxique jusqu'à la fin du XIXe siècle.

Ce n'est qu'à partir du XXe siècle qu'il fut consommé, car on découvrit que la fermentation détruisait, presque totalement, ses facteurs toxiques à savoir :

1 – Facteur d'agrégabilité plaquettaire,
2 – Facteur antithyroïdien aussi facteur anti-croissance,
3 – Facteur anti-trypsinogène, toxique pour le pancréas également anti-croissance,
4 – Grande richesse en acide phytique inhibant l'absorption des minéraux et des oligoéléments en particulier le zinc,
5 – Action stéatogène (dépôts d'acides gras) au niveau hépatique.

La cuisson à haute température détruit, en grande partie, cette quintuple toxicité.

Le soja cuit peut-être intéressant pour varier les menus, mais sa consommation devra impérativement rester modérée, et cela, tout particulièrement chez la femme enceinte, car de par sa teneur très élevée en phyto-œstrogènes, il multiplie par cinq les risques d'anomalie du pénis chez le bébé lorsque la mère a usé largement du soja pendant sa grossesse.

D'autre part, on a estimé qu'un bébé nourri exclusivement de lait de soja reçoit l'équivalent en œstrogènes (en se basant sur le poids du corps) d'au moins cinq pilules contraceptives par jour.

Le plasma des enfants nourris au lait maternisé à base de soja contient 13 000 à 22 000 fois plus d'œstradiol que le plasma des enfants nourris au lait de vache maternisé (Sally FALLON, 3ème symposium international sur le soja).

LE LAIT

Nous ne sommes pas pour utiliser le lait et ses dérivés yaourts et fromages dans l'alimentation pour les raisons suivantes :

1 – Aucun animal vivant sur la planète ne continue à boire du lait **après le sevrage,** et aucun animal ne souffre de maladies osseuses s'il vit à l'état naturel.

2 – Les peuples qui depuis des milliers d'années (asiatiques) ne consomment pas de lait, ne sont pas – ou très peu – atteints par les maladies osseuses en particulier l'ostéoporose.

3 – Les peuples qui consomment une quantité considérable de lait, fromages, yaourts, c'est-à-dire les Américains, les Suédois, les Hollandais, fournissent le contingent le plus élevé en personnes atteintes par l'ostéoporose et fractures du col du fémur après 50 ans.

4 – En observant le mode de vie des peuples, il y a parallélisme entre importante consommation de lait, fromages, yaourts et maladies osseuses en particulier l'ostéoporose.

5 – Il y a parallélisme entre absence ou consommation très réduite de lait et dérivés et l'excellent état osseux des individus.

6 – Le lait contient un facteur, le parathyroïde related peptide activant les ostéoclastes (cellules destructrices du tissu osseux).

7 – Plus on utilise de lait-fromages-yaourts, plus dans le sang augmente l'homo-cystéine plasmatique.

Or, l'homo-cystéine plasmatique entraîne la précipitation du cholestérol sur l'intima artériel.

Cette action n'est pas due aux lipides du lait (beurre) mais aux protéines du lait.

8 – Le lactose du lait n'est pas toujours dégradé par la lactase entérique ou la lactase de la flore, en glucose et galactose.

Le lactose dans le cas de cette dégradation insuffisante passe en l'état dans le sang.

Or, le lactose a une affinité toute particulière pour le cristallin où il génère la cataracte.

Cette pathologie à un stade important est rare chez les « abstinents lactés ».

9 – La consommation de protéines lactées favorise l'élaboration excessive par l'organisme de sérotonine aggravant tous les phénomènes inflammatoires.

10 – Le lait, les fromages, les yaourts semblent activer l'élaboration des œstrogènes chez la femme contribuant ainsi à la genèse des mastoses, kystes ovariens, fibromes et cancers hormono-dépendants.

Il suffit de comparer la rareté de ces pathologies chez les Japonaises stressées peu consommatrices de produits laitiers avec la fréquence de ces pathologies avec les Hawaïennes non stressées mais grandes consommatrices de produits laitiers (Observations de Raphaël NOGIER).

11 – Les laits des ruminants : vaches, chèvres, moutons, sont des laits caséineux à haute indigestibilité.

Les protéines de ces laits sont dégradées en peptides et ensuite en acides aminés.

À l'état normal, le millième approximativement de ces protéines devraient pénétrer dans le sang à l'état de peptides et protéines…

Les protéines et peptides ont alors à cette « dose » un rôle salutaire en stimulant l'immunité intestinale.

Malheureusement, en réalité une quantité excessive de protéines et peptides alimentaires en provenance du lait passe dans le sang.

C'est une des origines de première importance des maladies allergiques, auto-immunes, inflammatoires et infectieuses.

On lira avec profit sur ce sujet les travaux du Dr Jean SEIGNALET.

LE GLUTEN

Il faut savoir que ce sont les métaux toxiques : aluminium, plomb, cadmium, argent, titane et tout spécialement le mercure, qui dans les enzymes digestives se substituent aux oligoéléments nécessaires à l'activité de ces enzymes et donc à la dégradation, à l'hydrolyse digestive des aliments en particulier des céréales à gluten.

Dans ce cas, la gliadine du gluten mal dégradée sera produit de la gliadomorphine substance très toxique qui interagit au niveau des communications entre neurotransmetteurs et neurorécepteurs pouvant déclencher des pathologies telles que hypo- ou hyperactivité, dépression, schizophrénie, autisme, épilepsie (EKE AROLD et Francis ROCCHICCIOOLI, Association Stelior).

Nous préférons dans ce cas avec l'apport des alkylglycérols, spécifique de l'élimination du mercure, des métaux toxiques, et l'utilisation des sérocytrols, favoriser un retour à la physiologie digestive et générale normale.

Si échec, bien sûr, les seuls glucides utilisés seront les pommes de terre, les châtaignes, le riz, le sarazin, les bananes.

C'est-à-dire des glucides sans gluten !

LE GRIGNOTAGE OU LA MÉGANUISANCE ALIMENTAIRE

Nous avons à d'autres paragraphes déjà parlé de grignotage. Mais le sujet est si important qu'il nous a paru nécessaire de lui donner un développement complet.

Grignoter est le passe-temps favori de l'homme d'aujourd'hui. Les petits en-cas viennent à chaque instant de la journée chez l'adulte et l'adolescent. Quant aux enfants, ils mangent le plus souvent entre 15 et 20 fois par jour.

Grignoter, c'est sans importance, pense-t-on, et il n'y a pas de mal à se faire plaisir. Aussi (sauf dans les cas de surcharge pondérale ou seul l'excès de calories est envisagé), on ne voit nulle part de mise en garde contre une éventuelle nocivité de cette pratique. Et pourtant le grignotage ou **non-stop alimentaire** est, de toutes les agressions subies par l'organisme, la plus méconnue, la plus inouïe de toutes les nuisances, c'est la **méganuisance alimentaire.**

Que l'on en juge !

SUPPRESSION DU COMPLEXE MIGRANT INTERDIGESTIF : C.M.I.

Lorsque le tube digestif est à jeun, c'est-à-dire lorsque la digestion est terminée, de l'estomac (antre pylorique) naît une onde péristaltique vraie se propageant tout le long de l'intestin grêle jusqu'au cæcum. Cette onde unique met approximativement 90 minutes pour parcourir l'estomac et l'intestin. Lorsqu'elle atteint le cæcum, elle meurt et une nouvelle onde commence alors dans l'estomac.

Cette onde péristaltique C.M.I. déplace un petit flux de liquide qui peut atteindre 1,28 ml à la minute pendant le passage de l'onde. C'est pourquoi on a attribué au C.M.I. un rôle de balayeur, de nettoyeur : ce Complexe Migrant Interdigestif empêcherait les bactéries de stagner dans l'intestin grêle.

Or, le C.M.I. est brutalement interrompu lorsqu'on commence à manger, et ce, pendant toute la digestion des aliments.

Pendant la digestion, les nutriments nés de la digestion sont absorbés par la muqueuse intestinale, mais aussi partiellement des bactéries, des macromolécules et autres qui seront, heureusement pour l'essentiel, détruits dans la sous-muqueuse (chorion conjonctif), mais une partie de ces éléments indésirables échappe au contrôle du système immunitaire digestif et passe dans le sang.

Le C.M.I. a vraisemblablement pour rôle le balayage des bactéries et macromolécules vers le côlon, évitant ou limitant ainsi leur absorption lors d'une future digestion.

Or, nous l'avons vu, le C.M.I. est brutalement interrompu dès que l'on commence à manger.

L'autonettoyage – l'autopréservation du passage des bactéries, virus et macromolécules – est supprimé lorsque l'on grignote entre les repas.

RISQUE ACCRU DE CANCÉRISATION DU TUBE DIGESTIF

Dans *Le secret du cancer et de la longévité,* j'expliquais que, quel que soit l'organe ou le tissu, les irritations répétées par frottements, brûlures, irradiations, intoxications chroniques vont à leur point d'impact, c'est-à-dire où elles gardent leur concentration (voies digestives pour l'alcool, voies respiratoires pour le tabac, foie pour les pesticides) ou au niveau de l'organe où elles stagnent (vessie pour la caféine, la nicotine)... entraînent une destruction tissulaire accélérée, laquelle sera inévitablement suivie d'un renouvellement tissulaire et cellulaire accéléré.

Malheureusement, ce renouvellement accéléré des cellules augmente les mutations de l'ADN, potentiellement cancérigènes.

Une autre source d'usure accélérée, et donc aussi de renouvellement excessif d'un tissu, provient de sa suractivité.

L'intestin grêle et le côlon desquament 250 grammes de cellules chaque jour, or ces organes se renouvellent tous les trois ou quatre jours, c'est-à-dire 90 à 100 fois par an. Le grignotage sollicite à l'extrême le tube digestif et entraîne une suractivité des cellules suivie inévitablement d'un renouvellement hyperaccéléré de ses cellules. Ce processus augmente les mutations de l'ADN potentiellement cancérigènes. Il devient la cause primordiale de la cancérisation du grêle et du côlon. Le rôle protecteur des fibres, des vitamines et des antiradicalaires semble très secondaire face aux dégâts occasionnés par le grignotage.

ACCÉLÉRATION DU VIEILLISSEMENT CÉRÉBRAL

Lorsqu'un dessert riche en sucre (saccharose) est ingéré en fin de repas, il est sans danger pour l'organisme.

Le saccharose brassé et mélangé avec les autres aliments subit, par hydrolyse, la transformation en glucose et fructose sous l'influence de l'acide chlorhydrique. La première heure de la digestion, le pH stomacal (action du pouvoir tampon des protéines) se situe entre 5 et 6, ensuite le pH chute progressivement entre 1 et 2 (très acide) ; le sucre est alors hydrolysé en glucose et fructose, mais mélangé au bol alimentaire : l'expulsion vers le duodénum sera progressive et lente.

Le glucose provenant de l'hydrolyse du saccharose n'est pas absorbé par l'estomac, mais par le duodénum (60 %). En aucun cas cette absorption n'est brutale lors de l'ingestion de sucre sous forme de dessert.

Par contre, un morceau de chocolat ou une autre sucrerie, ingéré deux, trois ou quatre heures après un repas est attaqué très vite, à pH gastrique de 1 à 2 : l'hydrolyse du saccharose en glucose et fructose demande quelques minutes.

Rapidement envoyé au duodénum, il est très vite absorbé et produit une hyperglycémie temporaire, mais le pancréas rétablit une glycémie normale.

Si l'excès de glucose est exceptionnel, rien n'est à craindre pour la santé. Mais si l'excès, même momentané est répété 4 ou 5 fois par jour, les cellules nerveuses, « friandes » de ce nutriment, vont le « capter » excessivement : il se produira des pontages glycosylés inter-cellulaires (bases de Schiff) contribuant au vieillissement du tissu nerveux.

MALADIES CARDIOVASCULAIRES

Dans les années 70, je constatais que certains « purs végétaliens », n'ingérant ni viande, ni poisson, ni œufs, ni aucun produit laitier, avaient dès la trentaine, un taux de cholestérol entre 3 et 5 grammes et des lipides totaux entre 10 et 15 grammes/litre (on ne recherchait pas à cette époque les L.D.L., H.D.L., ni le rapport LDL-HDL). Pratiquant l'iridologie, j'observais chez eux des gérontoxons (anneaux blanchâtres constitués de cholestérol situés autour de la cornée) correspondant à des âges de 60 à 80 ans.

Comment des individus qui n'ingéraient pas un milligramme de cholestérol par an pouvaient-ils avoir, à la trentaine, de tels taux de cholestérol et de lipides totaux ? Comment expliquer ces gérontoxons et ce vieillissement chez des gens adeptes des aliments **« purs »,** (sous-entendu des aliments végétaux) ?

Par contre, à la même époque, comment expliquer les bonnes analyses sanguines, le bon état vasculaire, l'absence de gérontoxons chez des omnivores de 50 à 60 ans ingérant des produits « **impurs** » (sous-entendu animaux)...

Quelle claque à la théorie des viandes rouges accusées de tous les maux, de toutes les maladies... En observant de très près (nutritionnellement parlant) les végétaliens qui venaient me consulter, je ne tardai pas à comprendre... Souffrant de carences protéiques, ils étaient en permanence « torturés » par la faim.

En conséquence, ils grignotaient tant et plus : biscuits, gâteaux, pâtes d'amandes, certes BIO mais « bourrés » de calories... C'est à cette époque que je compris que la « plaque » d'athérome n'a rien à voir avec le cholestérol et les lipides ingérés, mais avec le cholestérol et les lipides **fabriqués à partir de l'excédent de calories** dont le grignotage est un des vecteurs principaux ainsi que la suralimentation globale. Ce qui veut dire que les graisses animales et le cholestérol exogène ne sont nuisibles que lorsqu'ils entrent dans le cadre d'un apport calorique excessif par rapport aux besoins de l'organisme.

Dans le cas contraire, ils sont oxydés et bénéfiques, en particulier pour leur apport en vitamines liposolubles.

LES INFECTIONS À RÉPÉTITION OU CHRONIQUES

Il y a dans l'organisme un potentiel de vie qui maintient à leurs constantes normales (homéostasie) la température corporelle, le rythme cardiaque, les taux sanguins de glucose, d'acides aminés, les adaptations immunitaires, etc. Mais ce potentiel de vie régulateur de l'homéostasie que nous avons appelé P.V.H. (potentiel vital homéostasique) ne peut être réparti avec la même intensité dans toutes les activités et fonctions de l'organisme. C'est ainsi que le surmenage thermique par le chaud ou le froid, le surmenage intellectuel, le surmenage sportif créent entre autres, à plus ou moins longue échéance, une baisse des éliminations, une chute dans l'élaboration des spermatozoïdes, des globules rouges et globules blancs, une perte des minéraux et, surtout, une chute de l'immunité. Mais le surmenage le plus ignoré reste le grignotage. Chaque apport d'aliment entre les repas va, soit stopper le C.M.I. si la digestion est terminée soit, s'il intervient en période digestive, obliger l'organisme à modifier ou à reprogrammer la digestion en fonction du nouvel état biochimique créé par l'ingestion de l'aliment nouveau.

Il se produit alors un « retrait vital » de différents systèmes organiques pour être réparti sur le tube digestif… C'est ainsi que l'on observe :

– une chute de l'attention intellectuelle : « retrait cérébral » ;
– une fatigue inexpliquée : « retrait de l'appareil locomoteur » ;
– des infections à répétition ou chroniques : « retrait du système immunitaire ».

Au non-stop alimentaire fait suite le non-stop infectieux. Voici un extrait de lettre envoyée par une puéricultrice… Les conseils essentiels étaient la prise de fruits et de yaourts à 17 heures et l'arrêt du grignotage.

Cher Monsieur,

Il y a quelques années, nous avons découvert votre livre « Plus jamais d'enfants malades » et depuis 3 ans, nous avons, avec une puéricultrice de l'établissement, établi les régimes des enfants en essayant de respecter vos conseils. Des résultats bien sûr parlants, nous avons réduit de 80 % la facture du médecin O.R.L. et nous avons rarement des otites malgré l'état de santé des enfants polyhandicapés qui nous sont confiés.

L'Association Nationale des Diplômées d'État m'a chargée d'organiser une session de formation pluridisciplinaire pour le personnel travaillant en Pouponnières et Maisons d'enfants de 0 à 6 ans.
Nous avons ce jour 50 inscriptions.

Je souhaiterais vivement que vous puissiez venir parler de votre grande expérience concernant l'alimentation du jeune enfant… »

Ceci appelle mon commentaire : 80 % de réduction de la facture du médecin ORL en **essayant** de suivre les conseils.

Qu'en aurait-il été si ces conseils avaient été totalement suivis ?

ALLERGIES

En 1989, avant la chute du mur de Berlin, à **Leipzig** en ex-RDA, **ville très polluée mais peu médicalisée,** il y avait trois à quatre fois moins d'allergies qu'à **Munich, ville peu polluée mais médicalisée.**

Quel que soit le milieu, urbain ou rural, quel que soit le degré de pollution de l'air (quasi absent ou élevé), on constate un parallélisme frappant entre médicalisation et augmentation constante des maladies allergiques chez l'enfant et l'adolescent.

Des antibiotiques aux allergies

Médicalisation

=

Suppression des infections à répétition
par les antibiotiques se substituant au
système immunitaire

=

Antibiotiques à répétition

=

Non-maturation du système immunitaire

=

Non-maturation = perte de l'efficience (que l'on peut estimer de 50 à 75 %)du système immunitaire

=

Perte de l'efficience anti-infectieuse mais aussi perte par le système immunitaire des critères de reconnaissance sur l'importance des agents agresseurs vrais (virus, bactéries, toxines, etc.) et des non-agresseurs (allergènes, poussières neutres…), d'où :

affolement, hyper-réactivité = **allergies.**

Or, cette antibiothérapie quasi non-stop fait suite aux infections non-stop qui, elles-mêmes, sont la conséquence du **grignotage** ou alimentation non-stop.

Bien entendu, les antibiotiques sont et restent des armes merveilleuses en cas d'infections bactériennes gravissimes ou même lors d'une infection au pronostic incertain, mais l'usage à répétition (parfois 15 à 20 fois par an) pour des infections peu graves ou banales, crée cette **mise hors circuit du système immunitaire et « l'explosion » des allergies.**

L'allergie est classée au sixième rang des fléaux mondiaux par l'O.M.S.

LA GÉNÉRALISATION DES CANCERS

Nous savons que la suractivité fonctionnelle d'un tissu crée une usure cellulaire accélérée, donc un renouvellement cellulaire accéléré et partant, des divisions cellulaires accélérées, lesquelles augmentent la mutation de l'ADN et sont potentiellement cancérigènes.

C'est la nuisance directe du grignotage, surtout au niveau digestif.

La seconde nuisance, pour être indirecte et générale, n'en est pas moins importante.

L'homme est constitué de dix mille milliards de cellules.
Chaque jour meurent et se renouvellent le centième de ces cellules, c'est-à-dire cent milliards de cellules.

Sur ces cent milliards qui se renouvellent chaque jour, un millième de ces cellules, c'est-à-dire cent millions, naissent tarées, anormales, certaines susceptibles d'un développement désordonné…

Instantanément reconnues par un système immunitaire en parfait état, elles sont détruites.

Mais souvent, le système immunitaire a perdu de 50 à 75 % de son efficience par l'usage immodéré des antibiotiques…

Et les cellules anormales ont la voie libre…

LA FATIGUE CHRONIQUE

Le non-stop alimentaire sera une des causes fondamentales de la fatigue car pour être dispatchée sur le tube digestif et permettre « coûte que coûte » la digestion, la vitalité sera soustraite soit du système immunitaire (infections) soit du cortex (travail intellectuel perturbé), soit du système locomoteur et ce sera la fatigue avec un grand –F– l'individu ne pourra plus « se traîner ».

PRÉCISIONS AU SUJET DES ENFANTS

Les diététiciens « classiques » ont cru bon de conseiller une alimentation avec de petits repas fréquents. Ils se basent sur le fait que l'enfant a comme l'adulte des besoins d'entretien cellulaires mais aussi des besoins de croissance. L'enfant a des besoins supérieurs à l'adulte proportionnellement parlant. Cette constatation a « amené » les diététiciens classiques à conseiller donc des repas plus fréquents pour combler des besoins supérieurs à ceux de l'adulte.

C'est une grave erreur car un enfant n'a pas besoin de faire plus de repas que l'adulte. Je m'explique :

– L'enfant mange aux repas non pas en fonction de son poids mais en fonction de ses besoins ; si l'on prend un individu de 75 kg et un enfant de 25 kg, on s'aperçoit que l'enfant de 25 kg au repas de midi par exemple, ne va pas manger le tiers de ce qu'ingère un adulte de 75 kg, mais il va manger 50 % voire 60 % de ce que mange l'adulte. En fait la nature a prévu qu'un enfant avait des besoins supérieurs, aussi donne-t-elle à l'enfant un appétit considérable par rapport à l'adulte. L'enfant mange donc beaucoup plus que l'adulte en fonction de ses besoins supérieurs. Témoin, la prédominance physiologique de l'abdomen de l'enfant. Donc un enfant ne mange pas en fonction de son poids mais il mange en fonction de ses besoins, entretien cellulaire et croissance. Si un enfant de 25 kg mangeait le tiers de ce que mange un adulte de 75 kg, il serait dans ce cas nécessaire d'augmenter les fréquences alimentaires. Cependant, un enfant de 25 kg qui ne mange pas entre les repas, va manger 50 à 60 % de ce que mange un adulte de 75 kg. Il n'est donc pas nécessaire de multiplier les fréquences alimentaires.

LE SECRET DU CANCER ET DE LA LONGÉVITÉ

Dans le passé, on observait sur les chevaux de trait, à l'endroit ou s'opéraient des **frictions continuelles du harnais, de très fréquentes lésions cancéreuses.**

Les moines musulmans qui se rasent rituellement la tête (but religieux) avec des rasoirs mal affûtés, voire ébréchés sont ainsi victimes d'écorchures répétées du crâne et développent très souvent **des cancers du cuir chevelu.**

Les indigènes du Cachemire et de certaines régions **des hauts plateaux de l'Himalaya** où le froid est vif et le pays très pauvre, se chauffent avec un vase de terre appelé **kangri** rempli de charbons ardents, lequel vase de terre est fixé sur l'abdomen avec un panier d'osier.

Or, ces malheureux développent sur l'abdomen, suite aux brûlures répétées, un cancer appelé le **kangri-cancer...**

Sous nos latitudes, les personnes qui se surexposent au soleil et qui ont des **brûlures cutanées répétées** sont atteintes dans un pourcentage élevé par le **cancer de la peau.**

Dans certaines régions du Japon, où la coutume est de boire du **thé brûlant,** le **cancer** de **l'œsophage** et de **l'estomac** est très fréquent.

Est-il nécessaire aussi de rappeler que la consommation de poivre et de piment en quantité (tartines de harissa par exemple) entraîne souvent la **cancérisation** des **voies digestives hautes.**

L'usage habituel et important **d'alcools concentrés** a les mêmes effets.

L'usage régulier du **tabac** produit le **cancer** à tous les endroits de l'organisme où sa **concentration** est **élevée :** c'est-à-dire **bouche, bronches, poumons, rhinopharynx** et au niveau de son élimination : **vessie, côlon.**

Les médicaments toxiques, les pesticides de synthèse, les additifs industriels sont susceptibles aussi de **cancériser l'organe qui concentre** le produit déterminé ou l'émonctoire qui élimine le pesticide, le médicament ou le toxique considéré. Qu'y a t-il donc de commun avec :

– le frottement du harnais,
– les écorchures répétées du rasoir,
– le kangri,
– les boissons brûlantes,
– les brûlures solaires répétées,
– les alcools concentrés,
– le tabac,
– le piment, le poivre,
– les toxiques,
– les mycotoxines,
– les aliments fumés ?...

Il y a ceci de commun : **la destruction tissulaire et cellulaire accélérée et permanente.**

1. Soit par irritation chronique :
– harnais du cheval,
– rasoir ébréché,
– piment et poivre,
– alcools concentrés.

2. Soit par brûlures répétées :
– boissons brûlantes,
– kangri,
– soleil.

3. Soit par toxicité :
– tabac,
– fumures,
– toxiques…

En corollaire, **toute destruction tissulaire accélérée** sera inévitablement suivie d'un **renouvellement tissulaire et cellulaire accéléré.**

Malheureusement, **ce renouvellement, ces divisions cellulaires accélérées augmentent les mutations de l'ADN et sont ainsi potentiellement cancérigènes.**

Une autre source de renouvellement cellulaire accéléré est la **suralimentation.**

Tout excès de :
– farineux, féculents, céréales, légumineuses,
– lipide animal ou végétal,
– viandes, poissons, œufs, fromages,
– vitamines de synthèses,
– minéraux inorganiques,

va entraîner de la part de l'organe le plus impliqué dans son métabolisme (transformations biochimiques) :

– **une suractivité,** laquelle sera suivie par
– **une usure cellulaire accélérée,** laquelle sera suivie par

– **un renouvellement tissulaire et cellulaire accéléré** qui sera suivi par
– **une augmentation des mutations de l'ADN, mutations augmentant les risques de cancer dans l'organe le plus sollicité par le métabolisme de l'aliment considéré.**

On peut donc dégager la grande loi de la cancérogenèse, à savoir :

– **Aucun toxique n'est cancérigène en deçà d'un certain seuil ;**
– **Tout aliment est cancérigène au-delà d'une certaine quantité.**

Ceci a le grand mérite de **hiérarchiser les nocivités** et de mettre ainsi un peu de clarté dans la jungle des théories et des étiologies sur les cancers. On comprend alors pourquoi, dans les camps de concentration, en Allemagne, pendant la guerre de 39-45, il n'y avait aucun cas de cancer malgré le stress permanent. Ceci était dû à la réduction du « travail » digestif et métabolique.

La longévité

Contrairement au « concert » médico-médiatique, la longévité vraie et active a peu augmentée.

Par contre, il est vrai, sont maintenues en vie et « zombifiées » des personnes qui, avant, n'auraient pas survécu sans de multiples assistances…

Ce qui a augmenté de façon extraordinaire, c'est la moyenne de vie.

En effet, la suppression des épidémies grâce à l'eau courante, le tout-à-l'égoût et la quasi-suppression de la mortalité de naissance grâce à l'hygiène de l'accouchement ont triplé la moyenne de vie.

Mais attention, ne pas confondre comme le font les médias et une partie du corps médical, moyenne de vie et longévité (voir *Rajeunir naturellement avec la méthode Masson*. Ed. Albin Michel).

Mais parlons des personnes âgées, entre 75 et 100 ans, qui restent **actives, en forme et sans maladies.**

Quelles que soient les époques, les latitudes, les ethnies, certains paramètres se retrouvent constamment.

À savoir :

1. Ces gens aiment la vie, ils sont **sereins et** intelligemment optimistes.
2. Ils jouissent, en général, d'un très bon **sommeil.**
3. Ils font tous les jours, « raisonnablement » de **l'exercice.**
4. Ce sont des « jouisseurs », ils ont tous un ou plusieurs petits « vices » (thé, café, chocolat ou bon vin) qu'ils utilisent sobrement ; ils mangent de tout, sont **omnivores,** c'est-à-dire qu'ils ont une alimentation équilibrée et surtout, **ils mangent frugalement aux repas et ne font jamais d'entre-repas, ils ont une alimentation mesurée.**

Ce dernier facteur est le plus fondamental.

En effet, chaque être humain naît avec **une programmation déterminée de divisions cellulaires au-delà de laquelle il meurt.**

Naturellement, cette programmation peut-être différente d'un individu à l'autre quant aux nombres des divisions imparties.

On conçoit immédiatement que **tout ce qui accélère la cadence de ces divisions cellulaires va raccourcir la vie et tout ce qui les ralentit va prolonger la vie.**

Ce qui augmente la cadence des divisions cellulaires, ce sont les **intoxications, la suralimentation et le non-stop alimentaire.**

L'intoxication crée la destruction des cellules et leur remplacement accéléré.

La suralimentation et le non-stop alimentaire augmentent le travail métabolique, le travail métabolique augmenté produit **l'usure cellulaire accélérée,** cette usure cellulaire accélérée entraîne à son tour **une mort cellulaire plus rapide**, cette mort cellulaire plus rapide entraîne un **renouvellement accéléré des cellules.** Et les cellules ne pouvant se renouveler qu'un nombre déterminé de fois, **la vie s'en trouve raccourcie d'autant.**

Par contre, on l'aura compris, la **réduction des quantités alimentaires ingérées,** ceci dans le respect de l'équilibre alimentaire et de la gastronomie produit un **ralentissement du métabolisme général,** avec pour conséquence, une **diminution, de l'usure et du renouvellement cellulaire** ayant pour résultat : **la prolongation de la vie** avec une beauté, une santé, une vitalité certes diminuées mais « acceptables » jusqu'à la fin de la vie.

Ne croyez-vous pas amis lecteurs, que le jeu en vaut la chandelle ?

LES PROTÉINES ANIMALES
viande – poisson – œufs – fruits de mer
SONT-ELLES ACIDIFIANTES OU PROTECTRICES DE L'ACIDIFICATION ?

« L'erreur ne devient pas réalité par ce qu'elle se propage et se multiplie. »

Gandhi

A. AU NIVEAU DU TUBE DIGESTIF

Les protéines animales sont transformées :

- DANS L'ESTOMAC : en peptides (20 % des protéines ingérées) ;

- DANS LE GRÊLE : **peptides et protéines** sont transformés en aminoacides et de là passent dans le sang ;

- DANS LE CÔLON arrive seulement le collagène de la viande ayant échappé à la digestion (20 grammes/jour approximativement).

AU NIVEAU DU CÔLON SE PRODUISENT LES TRANSFORMATIONS SUR :

– le collagène (20 grammes/jour),

– la sécrétion muco-protéique du côlon,

– les cadavres microbiens (100 000 milliards /24h),

– l'urée (15 % de l'urée générale de l'organisme),

– la desquamation de cellules du grêle et du côlon = 250 g/jour.

CES DIVERS ÉLÉMENTS VONT SUBIR L'ACTION DES PERFRINGENS (BACTÉRIES DU CÔLON) ET ÊTRE TRANSFORMÉS EN ACIDES AMINÉS.

QUEL EST LE DEVENIR DE CES ACIDES AMINÉS ?

- 1/3 PASSENT DANS LE SANG CONTRIBUANT à LA NUTRITION.

- 1/3 SERVENT à DES SYNTHèSES BACTÉRIENNES.

- 1/3 SUBISSENT LE PROCESSUS DE PUTRÉFACTION.

QUE PRODUIT LA PUTRÉFACTION DES ACIDES AMINÉS ?

- PAR DÉSAMINATION, IL Y A PRODUCTION :

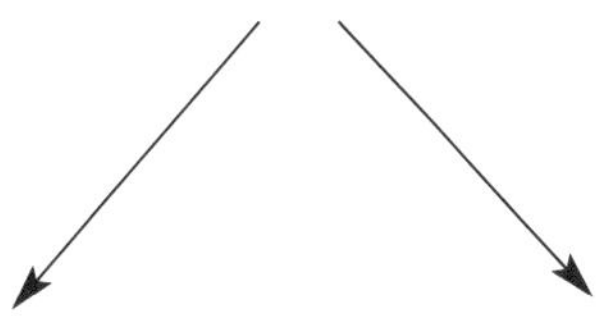

Acides gras volatils + ammoniaque

- PAR DÉCARBOXYLATION, IL Y A PRODUCTION :

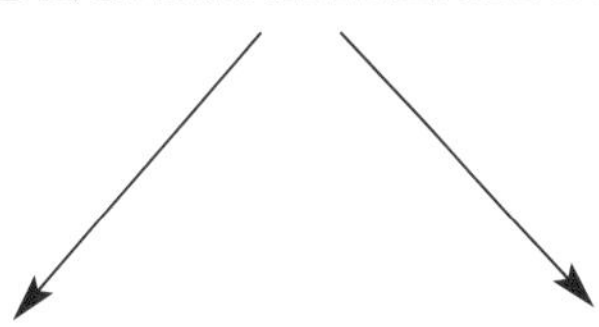

Gaz carbonique + bases aminées plus ou moins toxiques

- La production d'acides (acides gras et gaz carbonique) est très vite éliminée au niveau pulmonaire.

- La production alcaline (ammoniaque et bases aminées toxiques) est plus lentement éliminée au niveau rénal.

En aucun cas, il ne peut donc se produire une acidification.

B. AU NIVEAU SANGUIN

Les résidus du métabolisme cellulaire des protéines rejetées dans le sang sont :
- pour **98 %** approximativement des produits basiques → **urée + ammoniaque** ;
- pour **2 %** approximativement des produits acides → **acide urique.**

Comment une acidification pourrait-elle se produire ?

C. AU NIVEAU CELLULAIRE

- Lorsque la membrane de la cellule est « colmatée » (excès de dépôts sur la membrane) par divers éléments toxiques ou toxiniques ou métaboliques ou autres, l'oxygène pénètre moins bien dans la cellule.

- À l'état normal, les glycolyses aérobies prédominent considérablement sur les glycolyses anaérobies mais avec une certaine diminution de l'apport d'oxygène aux mitochondries (organites respiratoires de la cellule) due au « colmatage » de la membrane cellulaire.

- Les glycolyses anaérobies augmentent, avec pour conséquence une production anormalement élevée d'acide lactique.

- Cette surproduction d'acide lactique va créer une acidification de la cellule avec un pH inférieur à 7.

- Le pH acide va altérer les ADN, les « casser », entraîner un espacement de « l'hélice de l'ADN » et avec le temps va générer leur cancérisation.

- Or les deux principaux facteurs qui évitent la floculation des toxiques, toxines, résidus (« colmatage » de la cellule) sont selon les travaux de René Jacquier :
  1. **l'oxygène chargé négativement**, respiré vers les sources, les cascades, la mer, les prairies et les forêts et « reconstitué » par le Bol d'air Jacquier à utiliser deux-trois minutes 2 fois par jour.

2. **les acides aminés provenant de viande, poisson, œufs et fruits de mer**

* en fait les acides aminés sont des protecteurs de l'acidification cellulaire en évitant les floculations membranaires !

Précisions sur le pH du sang et des urines

Au niveau sanguin, le pH **constitue le système le plus protégé** par **l'homéostasie :** il reste **invariablement à** 7,4 (sang artériel), et à 7,34 (sang veineux).

Dès que le pH du sang artériel monte à **7,7** : c'est la **crise de tétanie.**

Dès que le pH du sang artériel descend à **7 (6,9** pour le sportif de haut niveau) : c'est le **coma.**

Ainsi, lorsque le pH sanguin d'une personne varie, les signes de cette variation sont évidents. Ils sont littéralement « visibles à trente mètres ».

Certains sont induits en erreur, lorsque les urines deviennent acides (généralement : sels acides d'ammonium), ils en déduisent qu'il y a acidité du sang, alors qu'il s'agit au contraire d'un mécanisme régulateur pour éviter cette acidification du sang.

Il en va de même lorsque les urines deviennent alcalines (généralement : sels neutres de sodium), ils en déduisent qu'il y a alcalose du sang, alors qu'il s'agit au contraire d'un mécanisme régulateur visant à éviter l'alcalose du sang.

Même lors d'un apport alimentaire massif d'acides : cure de jus de citron, cure de vinaigre, monodiète aux fruits (que je n'approuve pas), les pH artério-veineux restent stables ; dans ce cas, l'organisme augmente l'oxydation des acides (sur-vitaux, normo-vitaux) ou donne ses bases minérales – calcium, magnésium, potassium, etc. – (sous-vitaux) pour neutraliser les acides **et éviter la variation du pH sanguin.**

* voir le chapitre sur les crudivorismes.

LES PROTÉINES ANIMALES
viande – poisson – œufs – fruits de mer
SONT-ELLES FACTEURS D'INTOXICATION OU FACTEURS DE DÉTOXICATION ?

1. LES PROTÉINES ANIMALES SONT-ELLES FACTEURS D'INTOXICATION ?

Nous avons vu au chapitre « Le point sur les aliments protéiques » que :

A) LES PURINES

- Exception faite des abats, la viande apporte de 80 à 120 mg de purines/100 grammes.
- Le soja en apporte 200 mg/100 grammes.
- Les stimulants (café, thé, cacao) entre 800 et 1 200 mg/100 grammes.
- Les levures apportent 5 000 mg de purines pour 100 grammes.

B) LES CADAVÉRINES ET PUTRESCINES SONT-ELLES À CRAINDRE ?

– Elles étaient à craindre au Moyen Âge. Les carences protéiques effroyables de cette époque conduisaient à ingérer la viande jusqu'à un état de putréfaction avancée. Si une petite famille disposait d'un sanglier abattu, on en consommait la viande pendant 3 à 4 semaines, même si la viande était « verte » et pleine de vers et il arrivait que la mort soit parfois au rendez-vous.

– Aujourd'hui les chaînes du froid rendent impensable une telle situation… Mais persiste la mémoire de la viande qui tuait…

C) LES PROTÉINES D'ORIGINE ANIMALE SE PUTRÉFIENT-ELLES DANS L'INTESTIN ?

Transformées en peptides dans l'estomac et ensuite en acides aminés dans le grêle, ces acides aminés sont absorbés à ce niveau et n'atteignent pas le côlon (à part 20 grammes de collagène par jour, ce qui est insignifiant), elles ne peuvent donc pas se putréfier !

2. LES PROTÉINES ANIMALES SONT-ELLES FACTEURS DE DÉTOXICATION ? ET SI OUI, PAR QUELS MÉCANISMES ?

A. **L'acide chlorhydrique** sécrété par l'estomac est le **gardien du tube digestif.**

En effet, si sa sécrétion devient insuffisante, la flore aérobie du grêle « s'emballe » et peut être multipliée en nombre de bactéries par 1 000 à 10 000 et le tube digestif peut être totalement colonisé par la flore anaérobie qui normalement « n'habite » que le côlon et la partie terminale de l'iléon.

- Dans ces conditions, la corrosion de la muqueuse et sa perméabilité vont se trouver considérablement augmentées avec passage excessif de toxines, macromolécules voire bactéries et entérovirus…
- Or la sécrétion chlorhydrique est « commandée » par la présence suffisante aux repas des aliments protéiques d'origine animale…
- Toute insuffisance des dits aliments va générer une hypochlorhydrie plus ou moins importante avec l'emballement de la flore aérobie et l'extension de la flore anaérobie aux étages supérieurs du grêle…

B. C'est l'acide chlorhydrique qui, à son « arrivée » sur le duodénum, déclenche la production de sécrétine qui à son tour commande la **sécrétion aqueuse et bicarbonatée** du pancréas et la **sécrétion de pancréozymine** commandant la sécrétion enzymatique du pancréas.

Là encore, l'insuffisance d'apport protéique par l'intermédiaire d'une insuffisance plus ou moins relative d'acide chlorhydrique, va entraîner une maldigestion d'origine pancréatique avec ralentissement de la digestion au niveau intestinal et perturbation de la flore.

C. LE FOIE est le régulateur de tous les métabolismes et l'organe détoxicant n°1, mais pour son propre métabolisme, il ne « brûle » pas du glucose ni des acides gras, IL OXYDE ESSENTIELLEMENT DES AMINOACIDES.

Toute carence protéique entraînera une « baisse générale » du métabolisme hépatique et de **sa fonction détoxicante …**

D. Enfin, ce sont les aminoacides qui **maintiennent en suspension dans le sang** les toxiques, toxines, résidus de métabolismes, évitant ainsi leurs précipitations au niveau des membranes cellulaires et facilitant leur élimination émonctorielle.

NB : Il va sans dire que lorsque, nous parlons des protéines animales, il s'agit de viande véritablement BIO, de poisson de pêche, d'œufs de poules élevées vraiment en LIBERTÉ et nourries 100 % BIO.

DE L'ORIGINE DES MALADIES

Dans la compréhension de la genèse des maladies, il y a place pour de nombreuses interprétations.

Il y a les partisans du tout somatique, tout s'expliquerait par des troubles fonctionnels ou des lésions somatiques, matérielles.

Pour d'autres, les maladies auraient toutes une origine psychique ou psychosomatique.

Les psychotiques vivants dans leur monde hermétique sont en effet peu atteints ou non atteints par les infections, les cancers ou les maladies cardiovasculaires.

Nous estimons quant à nous qu'un système ou appareil organique peut-être « touché » par la maladie et cette maladie pourra avoir soit une origine somatique, matérielle, soit une origine psychique « pure », soit psycho-somatique, soit une origine somato-psychique.

Il est dans la réalité des faits, impossible de systématiser.

Voici de nombreux exemples venant expliciter cette conception des maladies.

LES MALADIES DE PEAU

● Monsieur J. est commerçant, épicier de quartier ; une grande surface s'installe pas très loin de chez lui ; le magasin se vide.

Monsieur J. ne peut faire face à ses échéances.

Cela ne fait rien, monsieur J. est un battant ; le site est assez touristique. Il va faire une boutique de produits du terroir et des balades à dos d'âne pour les enfants des touristes.

Il est fier de se sortir de « l'ornière »…

Malheureusement sa femme le quitte dans ces moments difficiles.

Monsieur J. « baisse les bras » et fait une poussée de **psoriasis** sur les coudes, les genoux et le front dans la semaine qui suit le triste événement.

Ce psoriasis est totalement d'origine PSYCHOSOMATIQUE.

● Voici un bébé qui souffre du ventre, est couvert d'eczéma depuis qu'il n'est plus nourri au sein mais au lait artificiel.

L'enfant a 3 mois maintenant.

Je conseille :

1. D'ajouter dans le biberon de l'huile de noix Alvie (1 goutte par kg/corporel) soit pour un bébé de 6 kg, ajouter 6 gouttes d'huile de noix dans chaque biberon.
2. De ne plus mettre de jus de fruits dans la bouillie de farine mais dans les biberons de lait.
3. De toujours cuire correctement les farines.

En 3 semaines l'eczéma disparaît.

Cet eczéma était totalement d'origine nutritionnelle, c'est-à-dire SOMATIQUE.

Bien sûr, il y a des cas plus complexes où l'anamnèse est moins simple et les résultats moins sûrs.

LA STÉRILITÉ FÉMININE

● Geneviève, 23 ans et Jacques, 25 ans : ce jeune couple est stérile.

Le spermogramme de Jacques est tout à fait normal et les examens gynécologiques de Geneviève montrent des trompes perméables, un pH vaginal et utérin correct, une hormonologie parfaite.

Rien n'explique la stérilité, sauf peut-être que Geneviève en son for intérieur (l'expression semble doublement convenir) ne souhaite pas d'enfants de cet homme qui la trompe sans vergogne.

De nombreux traitements sont faits, stimulations, traitements classiques et autres– sans résultats…

Les années passent, le couple divorce. Geneviève « refait sa vie » comme on dit. Elle est très heureuse avec son nouveau compagnon et en moins de temps qu'il n'en faut pour le dire, elle se trouve enceinte… elle a pourtant 32 ans…

Il s'agissait de toute évidence d'une stérilité d'origine PSYCHO-SOMATIQUE.

● Madame L. est stérile ; ses moyens financiers lui permettent d'être suivie et soignée par les plus grands spécialistes français de la stérilité pendant de longues années.

Hélas, sans résultats.

Elle a adopté une petite fille qui a maintenant 8 ans.

Madame L. a près de la quarantaine quand je la reçois pour une fatigue intense.

Je lui conseille un réglage alimentaire précis et une cure d'huîtres sauvages (6 comprimés de POP par jour).

Le POP, c'est l'huître mollusque sans la coquille. Ce mollusque a une teneur unique au monde en oligoéléments et en particulier ZINC, MANGANÈSE, CUIVRE et vitamine B12.

Deux mois après, madame L. était enceinte : grossesse, accouchement, allaitement parfaits ; très bel enfant et en pleine santé.

Il pourrait s'agir d'une coïncidence mais cela n'en est pas une. En effet, j'eus par la suite de nombreux cas où les traitements classiques hormonaux, les stimulations, la psychothérapie furent sans résultats, et où le réglage alimentaire et l'apport de POP permirent la grossesse après quelques mois seulement.

L'origine de cette stérilité était totalement d'origine SOMATIQUE par carence nutritionnelle en oligoéléments.

LES MALADIES INFECTIEUSES

● Jean est sportif de haut niveau. Il revient d'Afrique en pleine forme. Après un séjour de 2 ans, au cours duquel il n'a eu aucun examen médical.

Ce dimanche, il reçoit ses amis ; il dispute des parties de tennis et malgré l'absence d'entraînement spécifique pendant deux ans, il gagne de nombreuses parties, ses amis sont époustouflés.

Son entreprise décide de lui faire passer une visite médicale (indispensable lui dit-on avant d'occuper un nouveau poste).

Jean a 50 ans, sa tension est de 13 de maxima et 8 de minima ; son cœur a 50 systoles/minute, sa musculature est impressionnante, son tube digestif est réglé comme une « boîte à musique ». Le médecin lui dit : « Ah ! si je n'avais que des gens comme vous, je serais au chômage ! Mais, ajoute t-il, on va faire une prise de sang. Je me ferai envoyer les résultats par le labo, je vous convoquerai si cela est nécessaire. »

Jean vient de subir un examen médical, simple formalité à ses yeux.

Il rentre chez lui et part faire un petit footing de 10 km, car pour lui le sport, c'est sacré.

Quinze jours passent, il est convoqué par le médecin qui a un air soucieux.

Monsieur, vous êtes séropositif !

Jean ne tient plus sur ses jambes, une sueur froide perle sur son front, son estomac est douloureux et « noué »... il s'assoit et murmure :

« Mais Docteur, je suis en pleine forme, ce n'est pas possible...

– Hélas ! Monsieur ; si et il faut vous traiter énergiquement. »

Deux mois ont passé, c'est un dimanche ; les mêmes amis sont là. Ils sont accueillis par madame. Jean est aux toilettes, il vomit (le traitement, vous comprenez !) dit la femme de Jean…

Enfin, Jean arrive ; il flotte un peu dans ses vêtements, le visage s'est creusé, les cheveux ont partiellement blanchi et surtout le regard, ce regard de battant a cédé la place à un regard de battu.

Certes la toxicité du traitement y est pour quelque chose mais ***c'est le stress, l'angoisse folle insufflée par le médecin qui en deux mois a fait flamber la maladie et vieilli l'homme de dix ans.***

L'après-midi, il a bien pris la raquette de tennis et malgré le fait que les amis rataient volontairement de nombreuse balles… il dut rapidement s'arrêter de jouer…

Dans ce cas, la flambée de la maladie, l'inhibition totale du système immunitaire sont absolument et incontestablement d'origine PSYCHOSOMATIQUE.

● Revenons en Afrique dans une tribu très pauvre. Les enfants ont une alimentation très carencée, quasiment végétalienne.

La rougeole sévit et s'est rapidement propagée, la mortalité est importante.

Une autre tribu à quelques kilomètres de là où toutes les conditions de vie sont semblables sauf l'alimentation qui comprend de la viande (provenant de la chasse), la rougeole sévit chez les enfants mais il n'y a aucune mortalité.

Cette fois, l'origine est totalement SOMATIQUE pour ce qui concerne la gravité.

C'est la carence protéique qui ne permettait pas une immunité correcte par non-adéquation des anticorps spécifiques et autres éléments de la défense immunitaire élaborés à partir des protéines alimentaires.

LES MALADIES DU PSYCHISME

ORIGINE PUREMENT PSYCHIQUE

Un représentant de 40 ans en pleine santé aimant sa profession, n'ayant pas de soucis matériels et ayant une vie de famille heureuse a tous les bonheurs de la vie (couple, enfants beaux et sains, argent, belle maison, etc.). Il est heureux et le dit à qui veut l'entendre.

Soudain, le malheur le frappe de plein fouet : un incendie de la maison. Il perd sa femme et ses enfants. L'homme accuse l'effroyable choc, il devient FOU.

L'origine de la folie est ici UNIQUEMENT PSYCHIQUE.

ORIGINE SOMATOPSYCHIQUE

Il y a une trentaine d'années en Russie, des médecins eurent l'idée de laisser jeûner des fous et autres malades atteints de troubles psychiques graves ; ces personnes refusaient de s'alimenter.

Après ces jeûnes volontaires de 10 à 35 jours, les médecins « médusés » assistèrent à des améliorations, des guérisons partielles et parfois totales.

Le jeûne agit essentiellement (mais pas exclusivement) par 3 mécanismes :

- le repos physiologique,
- l'activation des émonctoires,
- l'autolyse des tissus pathologiques.

La détoxication, la détoxination et le rétablissement des connexions cérébrales par le jeûne n'ont pu avoir cet effet que parce que la folie avait une origine SOMATOPSYCHIQUE.

Des nutritionnistes américains ont eu des observations non moins intéressantes ; ils ont modifié l'alimentation de malades schizophrènes en chélatant (séquestration) certains métaux et métalloïdes toxiques tels le plomb, le cadmium, le mercure et ils ont supplémenté l'alimentation en zinc, manganèse et vitamines du groupe B en particulier la pyridoxine (B6).

À la suite de ces modifications alimentaires, ils eurent souvent des améliorations et parfois des guérisons (1).

C'est bien la preuve que le sang véhicule des nutriments et des éléments toxiques capables de modifier le psychisme soit vers un plus mal (toxiques), soit vers un mieux (nutriments).

Cela est parfaitement confirmé par le passage suivant, extrait de *La Balance tropique* (2) :

« Chaque espèce d'araignée tisse une toile qui lui est propre. Il est donc facile, pour un connaisseur, de déterminer l'espèce selon l'architecture de la toile. Si l'on enferme une araignée dans une cage de verre, elle tisse toujours sa toile habituelle et attend la mouche… qui ne vient pas.

Si, après quelques jours de sevrage, on lui donne à boire le sérum du sang d'un malade schizophrène en crise, sa toile sera complètement désordonnée, manifestement schizophrène » (fin de citation).

Mais la preuve la plus éclatante de l'origine somatique de certains troubles psychiques nous est fournie par Manuel BERDOY (Université d'Oxford) :

« Les rats infectés par la toxoplasmose (*Toxoplasma gondii*) ne fuient plus le chat mais se précipitent vers lui pour se faire manger ! »

Il est intéressant aussi de savoir (page 162 *La Balance tropique*), je cite :

« Des essais effectués en collaboration avec C.G. JUNG (1950) avec injection intradermique d'endotoxines extraites de paracoli ont montré que ces endotoxines provoquaient des rêves cauchemardesques ou merveilleux selon les souches choisies.

Ces essais ont énormément impressionné le Maître ».

---

(1) *Équilibre psychobiologique et oligoaliments*, Carl C. PFEIFFER, Pierre GONTHIER Éditeur : Debard.

(2) *La Balance tropique*, Dr Dominique SENN, Éditeur : Cornelius Celsus.

Résumé des :

POINTS CLÉS ET FONDAMENTAUX SUR L'ALIMENTATION

1. Impérativement : ÉVITER LE NON-STOP ALIMENTAIRE facteur n°1 des infections bactériennes, virales et mycéliennes et cause principale ou cofacteur de toute pathologie.

2. Impérativement DEUX APPORTS PROTÉIQUES PAR JOUR (viande ou poisson ou œufs ou fruits de mer) midi ET soir, OU matin ET midi, sinon inévitablement l'ostéoporose, l'anémie, la fonte musculaire, la chute immunitaire et autres pathologies de carence seront tôt ou tard au rendez-vous.

3. Impérativement ALIMENTATION OMNIVORE ÉQUILIBRÉE.

4. Supprimer LAIT – FROMAGES – YAOURTS (les raisons sont exposées dans cet ouvrage).

5. ALIMENTATION INDIVIDUALISÉE en fonction de nombreux paramètres explicités plus haut.

LES COMPLEMENTS ALIMENTAIRES DANS LES MALADIES

AVERTISSEMENT IMPORTANT

1) Tout trouble, douleur, symptôme apparaissant grave d'emblée, doit amener à consulter un médecin.
2) Tout trouble, douleur, symptôme apparaissant sans gravité, mais perdurant dans le temps, doit aussi amener à consulter.

LES MALADIES ARTICULAIRES

L'ARTHROSE

1) LES FRUITS DE MER
2) LE RADIS NOIR
3) LES EXTRAITS DE CARTILAGES

1) LES FRUITS DE MER sont des aliments irremplaçables. En effet, nos cartilages sont élaborés par des cellules et enzymes spécialisées.

Or, ces enzymes ont besoin, pour leur activité, de métaux et métalloïdes, elles sont métallo et métalloïde- dépendantes.

Malheureusement, du fait de l'agriculture intensive et de l'élevage lui aussi intensif, nos aliments sont appauvris en oligo-éléments, ceci combiné au stress, à la couse contre la montre, au manque de sommeil, conduisent à l'épuisement nerveux générateur d'une fuite rénale excessive d' oligo-éléments.

Seul l'apport Bi ou Tri **hebdomadaire** d'un plateau de **fruits de mer variés** peut permettre à l'organisme d'assouvir sa faim en oligo-éléments et stopper ainsi efficacement l'arthrose.

2) LE RADIS NOIR, la détoxication hépatobiliaire et l'apport de **soufre nécessaire aux cartilages** en font le deuxième allié naturel de la régénérescence des cartilages. On conseillera **radis noir** en crudité, 3 à 4 fois dans la semaine, ou une ampoule par jour de **radis noir Super Diet**, dans un grand verre d'eau, à jeun.

Bien entendu, il est ici fondamental de suivre une alimentation correcte et de faire de **l'exercice journalièrement.** C'est en effet **l'exercice qui, par les pressions et dépressions mécaniques sur la capsule synoviale, permet le drainage et le renouvellement de liquide synovial**, sans lequel il ne peut y avoir de régénérescence vraie du cartilage.

3) LES EXTRAITS DE CARTILAGE, terme peut-être impropre mais désignant le **chondroïtine** sulfate et le **glucosamine sulfate**. Ces produits sont hautement intéressants dans la maladie arthrosique, mais il ne faut pas moins d'un gramme - jour de chacun des composants précédents. Une marque nous donne des succès réguliers: **arthro-confort Valorimer (02 98 90 30 30)** la qualité du produit nous semble irréfutable.

L'OSTEOPOROSE

1) LA PRELE
2) OSFOR

Il est fondamental de supprimer les causes.
A savoir :
A-la plus importante : **le manque d'exercices**
B- **la carence protéique**

C- l'association **alcool + tabac**
D- l'excès **de fruits**
E- **le déséquilibre hormonal**

A, B, C, D, E étant réglés, nous conseillerons :

1) LA PRELE,(Super Diet) qui par son apport de silice, va activer les **ostéoblastes cellules** conductrice des tissus osseux, on prendra une ampoule dans un verre d'eau, à jeûn.

2) OSFOR (Distribio), composé d'os de seiche, de coquillages d'huîtres, de coquilles d'reufs avec sa membrane coquillière et d'huître mollusque, va apporter **tout le calcium terrestre et marin sous une forme organique hautement assimilable.**

L'OSTEOMALACIE

1) OSFOR ET SESAME
2) LE FOIE
3) MENTHE FENOUIL
4) KAL-N-ZYM
5) BAINS AUS ALGUES
6) ENSOLEILLEMENT

1) OSFOR : alors que l'ostéoporose est une maladie de la trame protéique de l'os, **l'ostéomalacie est une insuffisance de fixation calcique sur la trame protéique**.

Cette insuffisance de fixation peut-être à une carence d'apport calcique ce qui est très rare car un apport protéique, BI-JOURNALIER, **réduit, d'une façon extraordinaire, les besoins de calcium de l'os** (contrairement à ce que pensent beaucoup). Toutefois, s'il y a vraiment manque d'apport, on conseillera, au milieu des repas, une gélule OSFOR DISTRIBIO et pour les végétariens, la consommation de SESAME (près de un gramme de calcium pour 100 grammes).

2) LE FOIE contient de la vitamine D3, de même l'œuf.

Ces aliments sont important surtout dans les pays peu ensoleillés où la peau fabrique trop peu de vitamine D3.

Si l'on manque de vitamine D3, le calcium n'est plus absorbé suffisamment au niveau de l'intestin, d'où **ostéomalacie**.

Il sera nécessaire de consommer des reufs ou du foie de mouton au moins une fois tous les deux jours.

3) MENTHE FENOUIL : ces deux plantes favorisent la digestion intestinale et pancréatique, ce qui est intéressant dans **l'ostéomalacie par mal absorption de vitamine D3**, on prendra une ampoule Super Diet avant les repas.

4) KAL-N-ZYM (KAL) : à raison d'une gélule au milieu des repas pourra être utilisée si l'on soupçonne une mal absorption de vitamine D3, mais ceci avec le réglage alimentaire et **en attendant le diagnostic précis et le traitement.**

5) LES BAINS AUX ALG-ESSENCES Cosbionat sont remarquables d'efficacité dans tous les cas **d'ostéomalacie** de l'adulte et de l'enfant (rachitisme).

Les bains cosbionat à raison de trois bains généreux de 15 minutes par semaine à 37-38°C, sont pour moi incontournables.

6) L'ENSOLEILLEMENT: tant par l'action euphorisante, vitalisante et générateur de vitamine D3 à partir du cholestérol sous-cutané, les bains de soleil utilisés intelligemment sur son **corps en mouvements,** sont, lorsque cela est possible, indispensables.

L'ANGOR

1. L'ARGOUSIER
2. LES HUILES DE POISSON
3. L'HUILE D'OLIVE
4. L'HUILE DE GERME DE BLE

1. L'ARGOUSIER: action vasodilatatrice au niveau des coronaires ; prendre 1 à 2 cuillères à soupe de JUS D'ARGOUSIER WELEDA dans un verre d'eau vers 17H30.

2. LES HUILES DE POISSON: action anti-aggrégante plaquettaire, fluidifiante du sang et régulatrice de la perméabilité membranaire générale ; prendre 1 GELULE DE NEUROVITAL (Lab. Valorimer) au milieu des 3 repas (huile de petits poissons - hareng- sardine-anchois)

3. L'HUILE D'OLIVE: elle permet une meilleure élimination du cholestérol excédentaire et régule l'équilibre HDL-LDL

4. L'HUILE DE GERME DE BLE: les vitamines E naturelles de l'huile de germe de blé sont vasodilatatrices, anti-coagulantes, économisatrices d'oxygène et tonicardiaques ; on prendra au milieu du petit déjeuner UNE CAPSULE DE VITAMINE E 200 Bakanasan.

L'HYPERTENSION

1. LES HUILES DE POISSON
2. L'AIL
3. LE CITRON
4. LA PRELE

1. LES HUILES DE POISSON

L'action anti-aggrégante et fluidifiante de sang va déjà diminuer les risques de thrombus (caillots) mais les huiles de poisson ont aussi une action légèrement hypotensive, on prendra 2 GELULES DE NEUROVITAL (Iab. Valorimer) au milieu des 3 repas

2. L'AIL: il peut permettre de maîtriser une hypertension même assez importante car il inhibe au niveau du foie l'enzyme de conversion qui transforme l'angiotensine 1 en angiotensine Il très hypertensive.

- Selon la gravité de l'hypertension, on utilisera 1 A 3 GOUSSES D'AIL au repas de midi et du soir. Ceci bien sûr selon la tolérance gastrique de chacun.

- Ne pas oublier que certaines personnes ne peuvent utiliser ce condiment

- **Important** : les hypertensions graves ne peuvent être traiter uniquement par l'ail, il peut être dans ce cas un complément au traitement médical.

3. LE CITRON: ce fruit est très intéressant pour son apport de flavonoïdes, vitamine c et divers acides ayant une action antiaggrégante et anti-coagulante - on prendra à 17H30 avec un verre d'eau LE JUS D'UN CITRON BIO

- ne pas dépasser cette quantité si l'on a toute sa vie supporté une « **frilosité constitutionnelle** »

- dans le cas d'une **frilosité acquise avec l'age**, le poids, la circulation perturbée, cette quantité peut être portée à deux citrons par jour.

4. LA PRELE : la perte d'élasticité de l'intima (paroi artérielle en contact avec le sang circulant) et ses micro-fissuration « appelant» un colmatage des fissures par la cholestérol et le calcium (mécanisme protecteur de la paroi artérielle) est souvent dû (la perte d'élasticité) à une carence en silice, on conseillera à jeun **UNE** AMPOULE DE PRELE SUPERDIET dans un verre d'eau à jeun.

L'HYPOTENSION

1. APPORT PROTEIQUE BI-JOURNALIER
2. L'HUITRE

1. L'APPORT PROTEIQUE BI-JOURNALIER. si l'alimentation est équilibrée aux 2 repas de midi et du soir, l'hypotension sera alors plus que

rarissime - sinon il faudra manger midi et soir un aliment protéique d'origine animale (poisson ou reuf, ou fruits de mer ou viande) pour que « s'envole» l'hypotension.

2. si cela ne suffit pas (plus que rarissime) donner au milieu de chaque repas **UNE** GELULE HUITRE PORTUGAISE SAUVAGE (commercialisé sous le nom de POP)

LES RETINOPATHIES

1. L'EPINARD
2. LA MYRTI LLE
3. LES HUILES DE POISSON
4. LE POLLEN DE SAULE FRAIS (POLLENERGIE)

1. L'EPINARD: il contient la lutéine, un carotène indispensable à la macula (partie centrale et vitale de la rétine), la lutéine se trouve dans les végétaux mais plus particulièrement dans les épinards- on consommera donc chaque jour une salade d'épinard crus (d'origine biologique bien sûr) ou pour ceux qui n'aiment pas le goût de ce légume ou qui voyagent beaucoup, on prendra au milieu des 3 repas, UNE GELULE DE LUTEIN (Lab. Solaray)

2. LA MYRTILLE: elle est très riche en pigments colorants appelés ANTHOCYANES très protecteurs de la micro-circulation (capillaires) et particulier des capillaires rétiniens - on consommera donc des myrtilles crues en saison ou tous les jours vers 17H30 UNE AMPOULE DE JUS DE MYRTILLE SUPERDIET et l'on ajoutera au milieu des repas une GELULE DE LUTEIN (Iab. Solaray) qui associe parfaitement LUTEIN de l'épinard et ANTHOCYANES de la myrtille.

3. LES HUILES DE POISSON: elles apportent un oméga 3, le OHA particulièrement nécessaire à la rétine - on consommera tous les jours ou tous les 2 jours au moins un tartare de poisson gras (poissons frais non parasités) ou au milieu des 3 repas: UNE GELULE DE NEUROVITAL (lab. Valorimer)

- au sujet des huiles de poisson, toujours préférer les huiles provenant de petits poissons (anchois, sardines, harengs - ***infiniment moins pollués*** que les huiles de poisson plus gros: saumon, thon, cabillaud etc. ...

4- LE POLLEN DE SAULE FRAIS (POLLENERGIEl) : Il apport differents flavonoïdes et en particulier à doses importantes la. LUTEI N sous forme très assimilable, on prendra une à deux cuillères à soupe à jeûn.

LES MALADIES INFLAMMATOIRES
=
LES MALADIES AUTO-IMMUNES

LES MALADIES INFLAMMATOIRES / LES MALADIES AUTO-IMUNES

Dans ces types de pathologies, les soins suivants permettent souvent une amélioration considérable, et parfois transforme la vie du patient.

1) **REGLAGE ALIMENTAIRE PRECIS (décrit dans ce livre)**

2) **MILIEU DES REPAS** :
1 A 2 GELULES huile poissons NEURO VITAL (Valorimer)
2 GELULES AROMANUTRIENT N°1O (phyto-France 04 67 29 64 25)

3) **VERS 1lh ET 17h30** : 1 à 2 gélules BROMELAÏNE PAPAÏNE (equilor)

4) **A JEUN ET AVANT LE REPAS DE MIDI** 20 gouttes de CASSIS Bougeon (Equilor)

L'ACNE

1) LE PISSENLIT
2) LE RADIS
3) LES FRUITS DE MER
4) LE FOIE DE MOUTON
5) LES A.G.E Omega 3
6) LE HOUBLON

1) LE PISSENLIT:

La constipation contribue à la genèse de l'acné, LE PISSENLIT régule en douceur le colon. On prendra, en saison, une salade de pissenlit le soir et hors saison une ampoule de PISSENLIT (Super Diet) dans un verre d'eau.

2) LE RADIS:

Les carences en soufre alimentaire contribuent à la mal-détoxication hépatique favorisant la maladie. On prendra à jeun, une ampoule rus RADIS NOIR Super Diet dans un grand verre d'eau.

3) LES FRUITS DE MER :

Les fruits de mer sont très favorables dans cette pathologie car ils apportent le **zinc, le cuivre, le manganèse et l'iode** indispensables à l'immunité et aux mécanismes endocriniens hautement perturbés dans la maladie acné. On prendra 2 à 3 fois la semaine un PLATEAU VARIE DE FRUITS DE MER (ourson, huîtres, moules, palourdes notamment).

4) LE FOIE DE MOUTON:

Le foie de mouton apporte des éléments détoxicants et détoxinants, et la vitamine A hautement assimilable.

Cette vitamine A dont la carence favorise l'acné. On consommera 1 à 2 fois par semaine un steak de foie.

5) LES A.G.E (Acides Gras Essentiels) Omega 3 :

Les A. G.E ont une action protectrice au niveau cutané en régularisant le flux de sébum, et possèdent en plus une action anti-inflammatoire hautement souhaitable. On prendra au milieu des trois repas une gélule NEUROVIT AL V ALORIMER .

6) LE HOUBLON:

Le houblon freine la production organique d'ANDROGENES (hormones males). L'excès d'androgènes active excessivement la production de sébum, contribuant ainsi à la prolifération bactérienne au niveau sébacée.

Si le système pileux paraît trop développé chez le femme, si les fonctions endocriniennes révèlent (analyses à l'appui) un hyper-androgénisme, on utilisera en boisson à table de la TISANE DE HOUBLON.

Bien entendu, pour l'homme ayant un excès d'androgènes, la tisane de houblon est toute aussi indiquée.

LOCALEMENT une fois par jour compresses humides et tièdes avec infusion concentrée de MATRICAIRE.

L'ECZEMA

1) LACTOSPECTRUM
2) OMEGA 3
3) TILLEUL AUBIER
4) ŒUFS DE CAILLES

1) LE LACTOSPECTRUM (laboratoires LE STUM 02 97 88 1588) :

Le lactospectrum sera fondamental pour modifier la flore intestinale très perturbée. On prendra un sachet, à jeun dans un verre d'eau, et **attendre impérativement** une heure avant de prendre le petit déjeuner, ceci pendant 20 à 40 jours.

2) LES OMAGA 3 :

Les oméga 3, notamment EPA et DRA, sont presque toujours indiqués pour l'eczémateux, souvent en carence ou sub-carence. On prendra, au milieu des repas, midi et soir, une gélule NEURO-VITAL Valorimer.

3) L'AUBIER DE TILLEUL La Gravelline :

L'aubier de tilleul sera utilisé presque systématiquement car« on ne fait pas» d'eczéma si le foie est en bon état, le drainage doux et sans danger, la « réparation» des hépatocytes nécessite avant le repas du soir dans un verre d'eau une ampoule AUBIER TILLEUL La Gravelline.

4) LES ŒUFS DE CAILLES:

Les œufs de cailles seront conseillés si domine l'allergie, 3 œufs de caille « battus» et crus à jeun, ingérés avec une « lichette» de pain ou mélangés à une bouillie de céréales, par exemple, à faire pendant 3semaines et à renouveler.

Si l'on n'aime pas le goût, prendre 10 minutes avant les repas, un comprimé œeufs de caille.

LE PSORIASIS

1) LES ACIDES GRAS ESSENTIELS
2) LES FRUITS DE MER
3) LE LACTOSPECTRUM
4) L'AUBIER DE TILLEUL

1) LES ACIDES GRAS ESSENTIELS sont fondamentaux dans cette pathologie dont l'origine est psycho - neuro -endocrinienne et hépatique.

Lors de stress répétés, les AG.E sont dispatchés essentiellement au niveau cérébral, pour« réparer» les désordres générés par le stress. Or si l'alimentation manque d'AG.E, la peau sera privée quasi-totalement de ce nutriment avec naissance du psoriasis.

Si l'alimentation est largement pourvue, il y aura suffisamment d'acides gras Oméga 3, et pour« restaurer les neurones» et pour assurer les besoins de la peau.

Dans le cas contraire, la peau va souffrir. On conseillera au milieu des trois repas une gélule NEURO- VIT AL Valorimer.

2) LES FRUITS DE MER sont dans le cas des psoriasis presque aussi vitaux que les acides gras essentiels Oméga 3. En effet la peau et le système nerveux sont très « demandeur» d'oligo-éléments, tel que **le zinc, le cuivre, la manganèse, etc...**

En cas de carences d'importants problèmes de peau et d'équilibre nerveux peuvent survenir (origine ectodermique de la peau **et du** système nerveux).

3) LE LACTOSPECTRUM (laboratoire Le Stum) complexe inégalé régulateur de la flore intestinale sera utilisé 20 à 40 jours à raison d'un sachet àjeun (attendre une heure avant le petit déjeuner).

4) L'AUBIER TILLEUL est souvent indispensable car dans **toute** dermatose, il faut soigner **l'organe foie**, on prendra 10 minutes avant le repas du soir, dans un verre d'eau, une ampoule AUBIER TILLEUL La Gravel-line.

LES MALADIES DE L'ARBRE RESPIRA TOIRE

LES ALLERGIES

1) L'ŒUF DE CAILLE
2) LE CUMIN
3) L'ESTRAGON
4) L'HUILE DE PERILLA
5) LA GRAINE DE COURGE

1) LES ŒUFS DE CAILLE, c'est une découverte empirique (comme très souvent), qui permet de découvrir les puissantes propriétés anti-allergique de l' reuf de calle. On pourra prendre tous les matins, pendant un mois, **trois œufs de caille crus** et battu dans un bol avec une fourchette, ou s'il le goût répugne on prendra avant les repas **un comprimé œeuf de caille lyophylisé.**

2) et 3) L'ESTRAGON ET LE CUMIN. Ces deux aromates ayant des propriétés antiallergiques, seront à utiliser midi et soir, crus et cuits, dans les aliments.

4) L'HUILE DE PERILLA est tout à fait intéressante dans les pathologies allergiques. On mettra 1/2 cuillère à café midi et soir dans les crudités.

5) LA GRAINE DE COURGE contient la cucurbitine, un acide aminé doué d'une activité anti-allergique marquée (Pierre Franchomme). Il est donc conseillé d'utiliser longuement la **graine de courge bio** (contenant cet acide aminé), dans son alimentation, ceci au moins une fois par jour.

Si l'on voyage beaucoup, il existe un excellent complément nutritionnel contenant la graine de courge et d'autres éléments anti-allergiques **l'aroma-nutriment n°13**. On prendra une gélule au milieu des trois repas.

Si la diététique indiquée dans ce livre ne suffit pas à guérir les **ALLERGIES RESPIRATOIRES, se qui serait très rare**, il sera peut-être nécessaire **d'éviter le gluten**.

Eviter le gluten oui, **mais pas n'importe comment. Voila ce qu'on fera :**

LE MATIN

Boisson chaude: infusion ou thé léger

\+

Bananes crues **ou** mieux cuites **ou** châtaignes
ou galette de riz légèrement beurrée **ou** fruits secs.

MIDI ET SOIR

Crudités (sauf tomates, melon pamplemousse)

\+

Riz **ou** Sarrazin **ou** pommes de terre

\+

Viande **ou** poisson **ou** œeufs **ou** fruits de mer

\+

Tarte (farine de riz) **ou** fruits cuits **ou** compote **ou** chocolat noir

\+

Eau

17 HEURES

Fruits **ou** tomate **ou** melon **ou** pamplemousse

\+

Pour l'enfant uniquement: oléagineux
(noisettes, pistaches, amandes, noix de cajou etc.)

LES INFECTIONS CHRONIQUES OU A REPETITIONS

1) LES AROMATES
2) LES FRUITS DE MER
3) LES AROMA-NUTRIENTS

1) LES AROMATES, nous avons vu, lors de l'étude de ce livre, que la mal digestion est à la base des infections de l'arbre respiratoire, or, les aromates améliorent la digestion, limitent l'hyperémie de la muqueuse stomacale base des infections ORL et bronchopulmonaire, mais aussi inhibent les flores intestinales pathogènes, il sera bon d'augmenter l'utilisation culinaire de **l'origan, du thym, de la cannelle, de la girofle, de la menthe, du laurier sauce etc.**

2) LES FRUITS DE MER, prouvent ici une indication des plus remarquables. En effet, les maladies ORL et BRONCHO-PULMONAIRES se « greffent» le plus souvent chez des enfants ou des adultes en **carence minérale et oligo-élément**, les fruits de mer (huîtres, moules, palourdes, oursons etc.), apportent magnifiquement d'une façon **naturelle et organique** les minéraux et oligo-éléments (zinc, cuivre, manganèse etc.) manquants. Le terrain modifié, les infections s'estompent.

Bien entendu le réglage alimentaire est fondamental et incontournable.

3) LES AROMA-NUTRIENTS : Si l'infection « s'éternise », il sera bon de prendre, au milieu des repas du midi et du soir, **une gélule aroma-nutriment n°8 + une gélule aroma- nutriment n°1O (PHYTOFRANCE)**

LES MALADIES DU TUBE DIGESTIF ET DU FOIE

1) MENTHE FENOUIL
2) JUS DE POMME DE TERRE
3) AXAROLA
4) AUBIER TILLEUL

Dans ce type de troubles, un diagnostic médical doit être posé si les troubles persistent ou paraissent graves.

Si les malaises sont banals, et de courte durée, les conseils suivant seront mis à profit.

Si la digestion est laborieuse et difficile, prendre avant le repas :

– Une ampoule, dans un verre d'eau, de **menthe - fenouil (Super Diet)**

– Si l'on soufre de **brûlures stomacales, hyper-acidité, reflux acide**, on prendra, avant les repas 1/3 à 1/2 verre de jus de **pommes de terre**, fraîchement pressé pur ou dilué dans de l'eau, ou deux comprimés **SANO-GASTRIL** (Yalacta), 10 minutes avant et 10 minutes après les repas.

– Si l'on soufte de **constipation**, on prendra, au milieu des repas du soir, 2 à 5 comprimés **AXAROLA (Super Diet)**

– **En cas de déficience hépatique soupçonnée,** céphalées, état de « patraquerie », mauvaise haleine, digestion lente etc., on prendra, 15 minutes avant le repas du soir, deux ampoules **d'AUBIER- TILLEUL (La Gravelline)**, dans un verre d'eau.

IMPORTANT

Tous troubles, malaises, douleurs persistent, cela impose la consultation médicale.

LES INFECTIONS CYSTITES - PROSTATITES

1) LA CANNEBERGE
2) LA MYRTILLE

Il s'agit de deux baies alimentaires douées d'une puissante action anti-infectieuse. On conseillera 1 heure avant les trois repas :
- une ampoule CRAMBERRY (Super Diet)
+
- une ampoule MYRTILLE (Super Diet)

Ensemble dans un verre d'eau.
. La néphrite n'est pas envisagée, ici elle nécessite un avis médical.

L'HYPERTROPHIE PROSTATIQUE (ADÉNOME BÉNIN)

1) LA GRAINE DE COURGE
2) LE POLLEN
3) L'OIGNON

1) LA GRAINE DE COURGE :
Elle apporte du zinc organique, des acides gras essentiels et un acide aminé doué de propriété anti- inflammatoire et décongestionnant de la prostate (la cucurbitine), à noter que l'huile de grains de courges a peu d'action, c'est LA GRAINE « TOTALE » DE COURGE qui est active. On conseillera au milieu du repas du soir une grosse cuillère à soupe de GRAINES DE COURGE BIO.

2) LE POLLEN :
Il est utilisé avec succès depuis très longtemps dans cette pathologie. Cette action est probablement due aux flavonoïdes divers, à la méthionine et au

totum B (vitamines). On prendra, le matin au petit déjeuner, une cuillère à soupe de POLLEN BIO (BALLO FLURIN)

3) L'OIGNON:

Il est favorable à la décongestion prostatique, de par son soufre, sa silice, et son action diurétique marquée. On prendra chaque jour à midi, selon tolérance, un demi à un oignon cuit.

LE CANCER DANS LA PROSTATE

Ce qui suit ne remplacera en aucun cas un traitement mais ce sont des adjuvants précieux.

1) LES CRUCIFERES (Brocolis et choux divers)
2) LES COCKTAILS DE CHAMPIGNONS
3) LES ALKYROLS

1) Les observations scientifiques et statistiques ont démontré une action protectrice et une action frénatrice du cancer de la prostate et du sein par les crucifères (brocoli et choux divers) dû à une substance L'INDOL-3-CARBINOL.

On conseillera donc une consommation journalière de brocoli et choux cuits, le plus souvent en salade et dans le cas où l'on n'aime pas ces aliments et si le travail ne nous permet pas de faire nos menus, on conseillera, au milieu des repas, une gélule INDOL-3CARBINOL Solaray.

2) Les cocktails de champignons: de nombreux champignons ont une action IMMUNO-MODULATRICE.

Des biologistes ont sélectionné 17 variétés parmi les plus protecteurs.

Une spécialité est née TOP-DEFENSE des laboratoires NEW-CHARTERS, cette spécialité augmente de 300% l'activité des« Natural-Killers », cellules spécialisées dont la défense anti-tumorale.

On conseillera donc une gélule de TOP-DEFENSE NEW-CHAPTERS au milieu des repas.

3) Les alkyrols ou plutôt les alkylglycérols extraits de l'huile de foie de requin permettent, lors de traitements lourds, d'éviter ou limiter considérablement la chute des plaquettes et des globules blancs.

En conséquence lors d'une chimie ou (et) radiothérapie, on conseillera trois semaines avant, pendant et les deux mois suivant la supplémentation suivante: au milieu des trois repas, deux gélules ALKYROLS NUTRILYS.

L'ETAT GENERAL

L'AFFAIBLISSEMENT PAR PERTE DE SANG

- OLIGOFORME FER
- POP

Une perte de sang, quelque soit sa localisation, est toujours un état d'urgence. Elle nécessite le diagnostic et le traitement spécifique du médecin.

Ceci dit, lorsque les pertes de sang sont, par exemple, des règles trop abondantes, on peut en plus du traitement normal prescrit par le médecin, prendre au milieu des trois repas, deux compléments alimentaires remarquables :

– une gélule **OLIGOFORME FER (Laboratoire IDO)**

+

– une gélule **POP (Laboratoire ITC)**

Si le médecin a donné un médicament à base de fer, on évitera Oligoforme Fer.

L' AFFAIBLISSEMENT PAR TRAITEMENT DITS « LOURDS» : CHIMIO - RAYONS

1) ALKYROLS
2) POP
3) DESMODIUM ou
4) AUBIER TILLEUL

1) LES ALKYROLS ou ALKYLGL YCEROLS sont des composés extraits de l'huile de foie de requin du Groenland. Ces molécules ont la propriété, outre leur action immunomodulatrice permettent d'empêcher ou de fteiner la chute des **plaquettes et des globules blancs** lors des traitements de **chimiothérapie ou de traitement par les rayons.**

On prendra, trois semaines **précédent** le traitement et **pendant** le traitement, et cela pendant deux mois **suivant** le traitement, deux gélules **AKYROLS Nutrilys**, au milieu des trois repas.

2) LE POP ou huître sauvage: présenté en gélules, il a une teneur inégalée en oligo-éléments, sous forme non seulement naturelle mais **organique**. Sa teneur en vitamine B 12 (non dangereuse, contrairement à la vitamine de synthèse prise au long cours), est exceptionnelle. Ce produit agit sur l'état général de façon incroyable. On conseillera une gélule, matin, midi et soir (une gélule le midi seulement si hypertension).

3) L'AUBIER TILLEUL sera à prendre à raison d'une ampoule, dans un verre d'eau, avant le repas de midi et du soir. Il améliore la détoxication hépatique (cellules mortes, chimio).

Le **DESMODIUM** est remarquable mais il subit de nombreux ajouts qui le rende à mes yeux, moins intéressant, sauf, si on l'utilise en décoction.

LA FATIGUE POST - OPERATOIRE

1) L'AUBIER DE TILLEUL
2) POP

1) L'AUBIER DE TILLEUL sera ici intéressant pour **drainer l'organisme** de certains médicaments utilisés en pré- opératoire ou pendant l'opération ou en post opératoire. On prendra une ampoule **AUBIER TILLEUL** La Gravelline, dans un verre d'eau, avant les repas du midi et du soir.

2) LE POP va, en cas de perte de sang, opératoire favorise la régénération sanguine (vitamine B12 - folates). On conseillera de une à trois gélules par jour.

Ne pas utiliser si hypertension ou intolérance aux huîtres.

LA FATIGUE PAR SURMENAGE ET EPUISEMENT NERVEUX

1) PREVENTUS
2) GRIFFORNIA SIMPLICIFOLIA
3) LE SPORT

1) LE PREVENTUS : ce produit apporte non seulement, **les acides gras essentiels Oméga 3**, mais en plus de **petits peptides** élaborés par un organisme réagissant au stress.

Ce produit est un organolysat de viscères de **garum celticum**, poisson vivant dans l'obscurité, au ftoid et à grande profondeur; l'organolysat apporte les acides gras essentiels marins de la série oméga 3, mais en plus, les **peptides** régulateurs des cellules nerveuses; On conseillera un comprimé **PREVENTUS (Laboratoire Yalacta)** au milieu des trois repas.

2) GRIFFONIA SIMPLICIFOLIA (Laboratoire Solaray) sera pris à raison de deux gélules, au milieu des repas du soir, s'il on soufte d'insomnie.

3) LE SPORT sera indispensable car le muscle, pendant l'exercice, utilise les hormones surrénaliennes libérées par le stress « levant» de cette façon l'impact négatif de ces hormones, sans oublier l'action salutaire et euphorisante de l'exercice, sur le mental et l'organisme en général.

LA FATIGUE PAR SPASMOPHILIE OU PETITE DÉPRIME

Dans ce type de fatigue il faudra :

A-reprendre à faire du sport

B- faire un soigneux **réglage alimentaire**

C- prendre au milieu des trois repas :
- un comprimé **PREVENTUS (Laboratoire Yalacta)**
+
- une gélule de **POP (Laboratoire ITC)**

D- éviter tout excès **de fruits aqueux**, les fibres, les flavonoïdes, vitamines etc., seront « trouvés» dans les crudités, légumes variés ingérés midi et soir.

LA FATIGUE INDEFINIE : APPAREMMENT MAL EXPLIQUÉE

Il faudra rechercher les causes :

– carences protéiques (il faut un apport bi journalier)
– carences en oligo - éléments (penser aux ftuits de mer)
– le manque de sommeil
– le manque ou l'excès d'exercice

– une carence en oméga 3
– **l'usage excessif du portable**
– le travail sur ordinateur
– le manque de contact avec la nature
– la carence solaire
– une parasitose
– une infection larvée ou ignorée
– un effet pathogène (médicaments)
– **les méga doses de vitamines de synthèse**
– **et surtout après 50 ans l'athérosclérose ignorée, les analyses pouvant être très bonnes**
– la lassitude du couple
– l'anémie
– les pertes de sang occultes
– **un hépatisme larvé, cause extrêmement importante de la fatigue chronique l'alcool « inconscient»**
– le tabac
– les drogues diverses
– le lieu géopathogène
– la proximité d'une antenne relais
– la proximité d'une ligne haute ou très haute tension
– la rétention toxique et toxinique générale
– un cancérinisme latent

ALORS QUE FAIRE DANS TOUS LES CAS ?

– faire ou reprendre de l'exercice
– suivre le réglage alimentaire indiqué dans ce livre
– prendre l'habitude de se promener dans la nature
– un jour par mois repos + diète au velouté de légumes et pommes de terre
– avant le repas du soir, dans un verre d'eau, AUBIER TILLEUL La Gravelline une ampoule
– milieu des repas, un comprimé TOP DEFENSE (New Charter) + une gélule NEUROVITAL (Valorimer) + **RECHERCHE et SUPPRESSION des causes citées plus haut**

LA FATIGUE PAR ANÉMIE

- OLIGOFORME FER
- POP
- FOIE
- POLLEN

Il existe de nombreux types d'anémies dont le diagnostic a été précisé.

Des compléments alimentaires conseillés ici sont uniquement destinés à restaurer un taux normal de globules rouges et un taux normal de fer dans le globule rouge.

- OLIGOFORME FER (ido) un comprimé au milieu des trois repas
- POP (itc) une gélule au milieu des trois repas
- FOIE un steak de foie trois fois dans la semaine
- POLLEN BIO 2 à 3 cuillères à café à jeun (POLLEN BALLOT - FLURIN)

IMPORTANTE PRÉCISION SUR LES COMPLEMENTS ALIMENTAIRES

Les compléments alimentaires conseillés dans ce livre sont vendus en DIETETIQUE ou PHARMACIE ayant un rayon diététique à l'exception des produits LE STUM et V ALORIMER à commander directement au laboratoire.

En cas de difficultés pour se procurer les produits voici la liste des laboratoires où vous pouvez écrire ou téléphoner :

- BALLOT - FLURIN - 6511 0 CAUTERET - 05 62 96 49 57
- BIOFORCE - BP 1525 68015 COLMAR CEDEX
- COSBIONAT - n° vert : 0800 04 08 09 - B.P. 94 41106 VENDOME CEDEX
- DISTRIBIO - 250, avenue de La Reine 1020 BRUXELLES
- EQUILOR - 12, rue du Général Molitor 6700 ARLON Belgique - (32) 63 22 66 02
- ITC - 17, rue du Colisée 78008 PARIS - 01 4563 6678
- LE STUM - Parc Armor Océan 4 impasse Kerbroa 56260 LARMOR PLAGE
- NUTRIL YS - 18, avenue Marcel Anthonioz 01220 DIVONNE LES BAINS - 04 50 20 40 22 - NEW-CHAPTER - 0 800 50 55 50
- PHYTO-France - Complexe la Castade BP5 34131 CANDERLAGUES CEDEX - 04 67 29 64 25
- POLLENERGIE - 47450 SAINT HILAIRE DE LUSIGNAN - 05 53 68 11 11
- SOLARA Y ET KAL - NORIA DISTRIBUTION - Le Près du Chêne Chemin des Feugères 38210 CRAS
- SUPER DIET - rue Victor Hugo BP10 59721 DENAIN CEDEX - 03 27 44 08 98
- V ALORIMER -138 Vieille Route de Rosporden BPI 1626 - 29551 QUIMPER CEDEX 9- 0298903030
- Y ACT ALA - 197, rue du Général Moulin 14050 CAEN CEDEX - 02 31 73 33 67

LES RECETTES GOURMANDES DE SANDRINE

L'énoncé de la méthode Robert Masson est simple, mais mon mari n'a jamais touché une casserole... Avec ces recettes, j'ai voulu guider les pas de tous ceux qui sont confrontés à la mise en pratique. Puissent mes conseils leur apporter, en plus de la santé, la facilité culinaire et le plaisir gastronomique.

Sandrine Masson

LES MENUS DE SANDRINE POUR 7 JOURS

Lundi midi Salade de mâche Lapin à la moutarde– pâtes Compote à la cannelle	**Lundi soir** Champignons en salade Omelette aux courgettes Tarte aux pêches
Mardi midi Céleri râpé Escalope de dinde au curry Purée de chou-fleur et pommes de terre Entremets à la vanille	**Mardi soir** Salade d'endives Tarte aux poireaux et jambon Compote de poires à la pistache
Mercredi midi Salade de pissenlit Foie d'agneau poêlé Carottes Argenteuil Sablés	**Mercredi soir** Mesclun Saumon mariné à l'aneth Pommes de terre en robe des champs Tourte aux pommes
Jeudi midi Radis roses Poulet à la provençale Couscous nature Chocolat noir	**Jeudi soir** Salade de roquette Sole aux champignons Purée de pommes de terre Poires flambées
Vendredi midi Carottes râpées au cerfeuil et aux olives Côtes de porc aux herbes de Provence Haricots verts Tarte Tatin aux 3 fruits	**Vendredi soir** Concombre Rougets au romarin Petits légumes de saison vapeur Glace maison
Samedi midi Laitue aux radis noirs Bœuf à la casserole Tarte aux poires	**Samedi soir** Salade romaine aux fines herbes Gratin de poisson au safran Riz thaï Pommes aux amandes
Dimanche midi Salade verte aux poivrons marinés Brandade de morue Pêches au four	**Dimanche soir** Betteraves râpées Bar au fenouil Clafoutis aux fraises

N.B : Si le repas ne comporte pas de farineux ou de féculents ou de céréales, pensez à rajouter un peu de pain si vous ne prenez pas de dessert.

LES CRUDITÉS

Il ne nous apparaît pas nécessaire d'expliquer comment l'on prépare un plat de crudités. Cependant, nous vous indiquons un exemple de sauce à salade que vous pouvez accommoder avec vos crudités.

SAUCE À SALADE POUR 2 PERSONNES :

- 1/2 cuillère à café de moutarde
- 2 cuillères à café de vinaigre
- 2 cuillères à soupe d'huile 1ère pression à froid (tournesol, ou olive, ou sésame ou carthame) + 1 cuillère à café d'huile de noix ALVIE par personne, aromates de saison au choix (estragon, basilic, ciboulette, cerfeuil, etc.).

OMELETTE AUX COURGETTES

Pour 2 personnes

Ingrédients :
- *4 œufs*
- *2 courgettes (1 si elle est grosse)*
- *1 petit oignon*
- *1 cuillère à soupe d'huile d'olive*
- *1 cuillère à soupe d'eau*
- *basilic frais*
- *sel et poivre.*

Coupez les courgettes en fines rondelles et l'oignon en lamelles.

Faites-les cuire à la vapeur 15 minutes environ(ou bien à l'étouffée avec un peu d'huile).

Salez et poivrez.

D'autre part, battez les œufs dans une assiette.

Ajoutez une cuillère à soupe d'eau.

Salez et poivrez.

Ajoutez le basilic coupé et mélangez le tout aux courgettes.

Faites chauffer l'huile dans une poêle.

Faites cuire le mélange (œufs + courgettes).

Au bout de quelques minutes, pliez l'omelette en deux.

La servir moelleuse, accompagnée de pain grillé.

POIVRONS MARINÉS

Ingrédients pour la marinade :
- *1 cuillère à soupe de vinaigre*
- *2 cuillères à soupe d'huile d'olive*
- *2 gousses d'ail écrasé*
- *sel, poivre.*

Disposez les poivrons sur la grille du four.

Mettre un plat dessous puis allumez le grill.

Grillez chaque côté des poivrons en les retournant de temps en temps. Attention à ce qu'ils ne noircissent pas.

Lorsqu'ils sont cuits, ôtez la peau à l'aide d'un couteau et coupez les poivrons en lamelles.

Laissez refroidir.

Préparez la marinade.

Laissez mariner les poivrons 1 heure au frais.

TARTE AUX POIREAUX

Pour 4 personnes

2 préparations au choix :

Ingrédients :
- *pâte à tarte*
- *400 g de poireaux*
- *2 tranches de jambon bio.*

Lavez et coupez les poireaux en petits morceaux.
Cuisez-les à la vapeur ou à l'étouffée.
Égouttez-les.
Coupez le jambon en dés.
Étalez la pâte brisée dans un moule.
Étalez dessus les poireaux à l'aide d'une fourchette.
Parsemez de jambon et recouvrir avec la préparation 1 ou 2.
Laissez cuire 40 minutes environ à four chaud.

Ingrédients préparation (1) :
- *25 g de beurre*
- *1 cuillère à soupe de farine*
- *lait de riz*
- *muscade*
- *sel et poivre.*

Faites fondre le beurre dans une casserole.
Ajoutez la farine et remuez avec une cuillère en bois afin de former une boule.
Ajoutez le lait progressivement sans cesser de remuer.
Salez et poivrez.
Ajoutez la muscade.
Continuez à remuer 5 minutes en maintenant à ébullition.

Ingrédients préparation (2) :
- *2 œufs*
- *1 verre de lait de soja*
- *muscade*
- *sel et poivre.*

Battez les œufs et mélangez-les avec le lait. Ajoutez le sel, le poivre et la muscade.

Riz Basmati aux épices

Pour 4 ou 5 personnes.

Ingrédients :

- 250 g de riz Basmati
- 1 fois et 3/4 le volume de riz en eau
- 200 g d'escalopes de poulet
- 2 poivrons (1 vert et 1 rouge)
- 1 courgette
- 1 carotte
- 1 échalote
- 1 pointe de safran
- 1/3 de cuillère à café de curry
- 1/3 de cuillère à café de curcuma
- 2 graines de cardamome
- 2 cuillères à soupe d'huile d'olive
- 1 bouquet garni (persil, thym et laurier)
- cerfeuil.

Ouvrez les poivrons à l'extrémité, puis ôtez les pépins et les parties blanchâtres.

Taillez ensuite les poivrons en lanières.

Coupez la courgette en julienne.

Procédez de la même façon pour les carottes.

Faites de fins bâtonnets.

Épluchez l'échalote et taillez-la finement.

Confectionnez le bouquet garni.

Mélangez l'ensemble des épices (safran, curcuma, curry et cardamome).

Coupez les escalopes de poulet en lamelles.

Faites chauffer l'huile dans une grande poêle ou une cocotte. Cuire les légumes et le poulet en les faisant sauter et en remuant avec une spatule (en bois de préférence) pendant 5 minutes. Lorsque le poulet les légumes sont bien revenus, ajoutez le riz et le bouquet garni.

Remuez l'ensemble avec la spatule, afin que le riz soit légèrement nacré.

Mélangez l'eau avec les épices, puis la verser sur le riz. Salez, mais ne pas remuer.

Couvrez et laissez cuire 25 minutes environ à feu doux. Après cuisson, égrenez le riz à la fourchette.

Servir en parsemant de persil.

N.B. : Ne pas hésiter à rajouter de l'eau si nécessaire.

Purée de chou-fleur

Pour 4 personnes

Ingrédients :

- 1 chou fleur
- 500 g de pommes de terre
- sel, poivre muscade
- 40 g de beurre.

Mettez de l'eau salée dans une grande casserole.
Portez à ébullition.
Lavez et séparez le chou-fleur en petits bouquets.
Épluchez, lavez et coupez les pommes de terre.
Faites cuire ensemble le chou-fleur et les pommes de terre 20 minutes environ.
Moulinez le tout.
Ajoutez le sel, le poivre et la muscade.
Ajoutez le beurre avant de servir.

Poivrons farcis au boulgour

Ingrédients :

- 2 gros poivrons
- 1 cuillère à soupe d'huile
- 1 oignon émincé
- 1 gousse d'ail écrasé
- 2 feuilles de basilic
- 1 œuf légèrement battu
- 200 g de boulgour cuit
- sel et poivre.

Faites blanchir les poivrons à l'eau bouillante.
Rincez sous l'eau froide et égouttez.
Dans une poêle, faites fondre dans l'huile, l'oignon, l'ail et le basilic.
Ajoutez le boulgour cuit. Mélangez.
Versez ce mélange dans un récipient.
Incorporez les œufs battus.
Salez et poivrez.
Bien mélanger, et mettre cette préparation dans les poivrons ;
Cuire dans un plat, au four (180° C), pendant 15 à 20 minutes.

Millet au chou-fleur

Pour 4 personnes

Ingrédients :

- *200 g de millet*
- *1 fois et 1/2 volume de millet en eau*
- *1 petit chou-fleur*
- *1 oignon finement haché*
- *1 cuillère à soupe d'huile*
- *eau*
- *cerfeuil*
- *sel et poivre.*

Mettez l'huile d'olive ou d'arachide à chauffer dans une cocotte.

Faites revenir l'oignon et les petits bouquets de chou-fleur 4 minutes en remuant avec une spatule.

Ajoutez le millet en continuant de remuer 2 minutes.

Ajoutez l'eau.

Salez, poivrez, couvrir et laissez cuire 25 minutes à feu doux en surveillant la cuisson.

Avant de servir vous pouvez mouliner le tout.

Parsemez de cerfeuil frais.

N.B. : Ne pas hésiter à rajouter de l'eau si nécessaire.

Carottes Argenteuil

Pour 4 personnes

Ingrédients :

- *500 g de carottes*
- *500 g d'asperges vertes*
- *4 petits oignons*
- *1 cuillère à soupe d'huile d'olive*
- *persil.*

Coupez les carottes en julienne.

Coupez les parties tendres des asperges.

Mélangez dans une cocotte carottes, asperges, petits oignons, huile et 3 cuillères à soupe d'eau.

Salez, poivrez et couvrir.

Laissez cuire à feu très doux 45 minutes.

LES POISSONS

Saumon mariné à l'aneth

Ingrédients :

- 1 filet de saumon sauvage ou à défaut du saumon d'Écosse bien frais
- 2 brins d'aneth
- 1 cuillère à soupe d'huile d'olive
- 1 cuillère à soupe de jus de citron
- fleur de sel
- poivre vert.

Dans un plat, disposez le saumon émincé en tranches.

Saupoudrez avec la fleur de sel et le poivre vert.

Mélangez l'huile et le citron.

Versez le mélange sur le saumon et laissez macérer au frais 20 minutes minimum.

Décorez avec des brins d'aneth.

Sole au champignons

Pour 2 personnes

Ingrédients :

- 300 g de filets de sole
- 150 g de champignons de Paris
- 2 cuillères à soupe d'huile
- 2 cuillères à soupe de vin blanc
- 1 cuillère à soupe de farine
- 1 cuillère à soupe de persil haché
- 2 cuillères à café de jus de citron
- sel et poivre.

Nettoyez les champignons et coupez-les en lamelles.

Chauffer une cuillerée à soupe d'huile dans une poêle et y ajouter les champignons.

Couvrez et laissez les champignons étuver doucement.

Ajoutez le vin blanc à mi-cuisson.

Parsemez le poisson de sel et de farine.

Secouez la farine et faire rapidement dorer les filets dans le restant de l'huile.

Disposez les filets de sole sur un plat préchauffé.

Recouvrez les champignons de persil.

Arrosez avec le citron et assaisonnez de sel et de poivre.

Rougets au romarin

Ingrédients :
- *rougets*
- *sel et poivre*
- *huile d'olive*
- *citron*
- *romarin.*

Nettoyez les rougets.
Salez et poivrez.
Badigeonnez-les d'huile d'olive, d'un peu de citron et de romarin.
Faites-les cuire en papillote au four ou à la vapeur 20 à 30 minutes suivant leur grosseur.

Gratin de poisson au safran

Pour 2 personnes

Ingrédients :
- *250 g de filet de poisson (merlan, cabillaud, etc.)*
- *4 petites langoustines*
- *25 g de beurre*
- *1 cuillère à soupe de farine*
- *bouillon de poisson*
- *safran*
- *curcuma*
- *1 cuillère à café de purée de poivrons rouges doux (facultatif)*
- *sel et poivre.*

Portez de l'eau salée à ébullition.
Plongez-y le poisson et les langoustines.
Laissez cuire 10 minutes environ.
Dans une petite casserole, faites fondre le beurre.
Ajoutez la farine et faire une boule en remuant énergiquement puis ajoutez peu à peu le bouillon de poisson, le safran et le curcuma jusqu'à obtenir une sauce onctueuse.
Ajoutez la purée de poivrons.
Émiettez le poisson et décortiquez les langoustines.
Disposez dans un plat à gratin.
Mélangez avec la sauce au safran et laissez cuire au four 10 minutes.

Bar sur lit de fenouil

Pour 2 personnes

Ingrédients :

- 2 filets de bar de 150 g environ
- 1 cuillère à café de graines d'anis
- 2 cuillères à soupe d'huile d'olive
- 2 cuillères à café de citron
- 2 bulbes de fenouil, herbes fraîches
- aneth
- sel et poivre.

Mélangez les éléments de la marinade : huile, citron, graine d'anis;

Badigeonnez les filets de poisson de ce mélange.

Laissez mariner 1 heure au frais.

Faites cuire le poisson dans un plat au four 25 minutes environ (Th.8).

Pendant ce temps, lavez, puis taillez les bulbes de fenouil en lamelles.

Portez l'eau à ébullition, salez et faites cuire le fenouil 5 minutes.

Après cuisson, égouttez celui-ci.

Faites chauffer 1 cuillère à soupe d'huile d'olive dans une cocotte et faites revenir le fenouil.

Salez et poivrez.

Mettez le fenouil cuit dans le fond de chaque assiette et placez les filets de bar dessus.

Disposez l'aneth sur l'assiette.

N.B. : le bar peut-être remplacé par des filets de dorades.

Filets de merlan gratinés

Pour 4 personnes

Ingrédients :

- 4 filets de merlan
- 1 cuillère à soupe d'huile
- 1 cuillère à soupe de persil haché
- 1 pincée de marjolaine
- 2 décilitres de vin blanc
- 3 cuillerées à soupe de chapelure
- 1 gousse d'ail
- 40 g de beurre fondu
- sel et poivre.

Lavez les filets de merlan et séchez-les avec du papier absorbant.

Graissez un plat à four avec l'huile, préchauffez le four Th.8

Recouvrez le fond du plat avec 2 filets de poisson, de la chapelure et de la marjolaine.

Salez, puis poivrez. Pressez l’ail sur les filets de poisson.

Recouvrez la première couche avec les 2 filets de poissons restants.

Assaisonnez-les de la même manière que précédemment.

Arrosez le poisson de vin blanc.

Mettez le plat au four. Après 10 minutes de cuisson, mettez le reste de chapelure.

Arrosez avec le beurre et laissez la cuisson se poursuivre jusqu’à ce que les filets soient bien cuits.

Moules au safran

Ingrédients :

- *1litre de moules de bouchot*
- *2 échalotes émincées*
- *1 cuillère à soupe d'arrow-root**
- *1 cuillère à soupe de crème fraîche*
- *30 cl de fumet de poisson ou de bouillon*
- *2 pincées de safran*
- *ciboulette*
- *sel et poivre*

Grattez et lavez les moules.

Mettez les moules dans une grande poêle, et ajoutez les échalotes, le poivre et le vin blanc.

Laissez cuire pendant 7 minutes environ.

Passez le jus au chinois recouvert d'un linge.

Décortiquez les moules.

Dans une casserole, délayez l'arrow-root avec le fumet de poisson à froid.

Ajoutez le jus des moules et le safran et portez à ébullition.

Salez et poivrez.

Ajoutez une cuillère à soupe de crème fraîche.

Mixez et homogénéisez bien la sauce.

Servez les moules dans les assiettes, recouvrez de sauce et parsemez de ciboulette.

* *facultatif*

Filets d'anchois ou de sardines sur lit de poivrons

Pour 4 personnes

Ingrédients :

- *400 g de filets de sardines ou d'anchois*
- *4 poivrons rouges*
- *2 oignons*
- *2 gousses d'ail*
- *2 cuillères à soupe d'huile d'olive*
- *cerfeuil*
- *sel et poivre.*

Ouvrez les poivrons et retirez les parties blanchâtres et les pépins.

Taillez les en lanières à l'aide d'un couteau.

Ôtez le germe des gousses d'ail et hachez finement

Faites revenir l'ail, l'oignon et les poivrons dans l'huile à l'étouffée.

Laissez cuire 20 minutes.

Laissez refroidir.

Servez dans les assiettes en disposant les filets d'anchois ou de sardines sur le lit de poivrons.

Brandade de morue

Pour 4 personnes

Ingrédients :

- *1 filet de morue salée (400 g environ)*
- *1 kg de pommes de terre*
- *60 g de beurre ou 3 cuillères à soupe d'huile d'olive*
- *2 gousses d'ail*
- *persil frais*
- *1 cuillère à soupe de crème fraîche (facultatif).*

Rincez la morue.

Mettez-la dans un récipient à dessaler dans de l'eau pendant 12 à 24 heures.

Changez l'eau de trempage 2 à 3 fois.

Une fois que la morue est déssalée, faites-la cuire dans de l'eau bouillante avec les gousses d'ail entières pendant 10 minutes environ.

Égouttez et émiettez.

Récupérez les gousses d'ail.

Épluchez les pommes de terre, faites-les cuire dans de l'eau salée 25 minutes environ.

Moulinez les pommes de terre cuites et réservez du bouillon.

Mixez la morue, l'ail, la crème fraîche, le persil et un peu de bouillon de pommes de terre.

La consistance doit devenir onctueuse.

Mélangez la préparation ainsi obtenue avec la purée.

Ajoutez le beurre ou l'huile d'olive.

Faites gratiner au four 10 minutes.

Maquereaux au vin blanc

Pour 4 personnes

Ingrédients :

- *4 maquereaux*
- *250 g de pommes de terre*
- *2 oignons*
- *3 cuillères à soupe d'huile d'olive*
- *20 cl de vin blanc*
- *1 feuille de laurier*
- *1 pointe de couteau de 4 épices*
- *sel et poivre moulu.*

Épluchez les pommes de terre. Découpez-les en rondelles.

Faites les cuire 5 minutes à l'eau bouillante salée. Égouttez-les soigneusement.

Pelez les oignons. Faites-les juste blondir dans une cuillère à soupe d'huile.

Préchauffez le four à 210°C

Épongez très soigneusement les poissons avec du papier absorbant.

Beurrez un plat à four. Posez les poissons.

Entourez-les de tranches de pommes de terre.

Ajoutez les oignons, la feuille de laurier brisée et ajoutez les 4 épices. Salez et poivrez.

Versez, puis répartissez sur le plat le reste d'huile et de vin blanc.

Enfournez et laissez cuire 20 à 30 minutes environ.

Laissez reposer 5 minutes dans le four éteint avant de déguster.

LAPIN À LA MOUTARDE

Ingrédients :
- *1/2 lapin découpé*
- *250 g de champignons de Paris*
- *100 g de lardons*
- *moutarde*
- *2 cuillères à coupe d'huile*
- *sel et poivre*
- *thym, 1 feuille de laurier*
- *1 oignon coupé*
- *1/2 verre d'eau ou de bouillon.*

Mettez l'huile à chauffer dans une cocotte.

Badigeonnez chaque morceau de lapin avec un peu de moutarde.

Faites revenir les morceaux de lapin.

Salez et poivrez.

Ajoutez les lardons et l'oignon.

Ajoutez l'eau ou le bouillon, le thym et le laurier.

Couvrez.

Au bout de 30 minutes de cuisson, ajoutez les champignons lavés et coupés.

Laissez cuire encore 30 minutes environ à feu doux.

Surveillez la cuisson de temps en temps afin qu'il ne manque pas de bouillon.

ESCALOPES DE DINDE AU CURRY

Pour 4 personnes

Ingrédients :
- *4 escalopes de dinde*
- *2 cuillères à soupe d'huile*
- *1/2 cuillère à café de curry*
- *1 cuillère à soupe de crème fraîche**
- *eau.*

Coupez chaque escalope en 2 dans le sens de la longueur.

Mettez l'huile à chauffer dans une poêle. Faites cuire les escalopes 5 minutes de chaque côté. Salez et poivrez.

Ajoutez la crème fraîche dans laquelle vous aurez mélangé le curry et un peu d'eau. Couvrez, laissez mijoter les escalopes dans la sauce 3 minutes environ.

* *facultatif*

Foie d'agneau poêlé

Pour 4 personnes

Ingrédients :

- 4 tranches de foie d'agneau de 150 g environ
- 2 cuillères à soupe d'huile
- 1 gousse d'ail haché
- persil haché
- sel et poivre.

Mettez l'huile à chauffer dans une poêle.
Faites saisir les tranches de foie 3 minutes de chaque côté. Salez, poivrez et ajoutez l'ail.
Saupoudrez de persil frais après cuisson.

Côtelettes grillées

Ingrédients :

- Côtelettes de porc ou d'agneau
- Huile
- Herbes de Provence
- Sel et poivre.

Salez et poivrez les côtelettes.
Mélangez l'huile et les herbes de Provence.
Badigeonnez-les et mettez-les au frais 15 minutes.
Mettez un peu d'huile à chauffer dans une poêle.
Faites saisir les côtelettes 5 minutes de chaque côté.

Poulet à la provençale

Pour 4 personnes

Ingrédients :

- 1 poulet de 1kg1/2 coupé en morceaux
- 2 cuillères à soupe d'huile d'olive
- 1 verre de bouillon végétal
- 8 petits oignons (300 g environ)
*- 1 tomate pelée**
- 100 g d'olives vertes dénoyautées
- 250 g de champignons de Paris coupés
- 1 cuillère à café de curry
- 1 branche de thym
- persil haché
- sel et poivre.

Chauffez l'huile dans une cocotte.
Faites dorer le poulet. Salez et poivrez.
Ajoutez la tomate, les oignons coupés en deux, les olives, le curry, le thym et le bouillon.
Couvrez et cuisez à feu doux 60 minutes. Incorporez les champignons.
Cuisez encore 30 minutes.
Saupoudrez de persil.

* *facultatif*

Pot au feu de volailles

Ingrédients :
- 1 poulet
- 2 carottes
- 1 oignon
- 4 feuilles de chou
- 2 clous de girofle
- 1 branche de thym
- 4 grains de poivre
- 2 branches de persil
- 1 cuillère à café de gros sel
- 1 feuille de laurier
- 2 lamelles de gingembre.

Coupez le poulet en morceaux.
Prélevez 2 lamelles dans un bulbe de gingembre.
Épluchez l'oignon, le piquer avec 2 clous de girofle.
Réalisez un bouquet garni avec le persil, le thym et le laurier.
Épluchez les carottes et coupez-les en bâtonnets.
Dans une marmite d'eau, plongez les morceaux de poulet, la carcasse, le chou, l'oignon et le poireau ficelé.
Portez à ébullition. Dès l'ébullition, écumez.
Ajoutez le gingembre, le bouquet garni, le poivre en grains et le sel.
Couvrez.
Au bout de 45 minutes de cuisson, ajoutez les bâtonnets de carottes.
Laissez cuire encore 30 minutes.

Bourguignon aux carottes

Ingrédients :
- 1 kg de bœuf bourguignon (paleron de préférence)
- 100 g de poitrine de porc
- 1 oignon, 6 petits oignons
- 1 branche de céleri
- 800 g de carottes
- 3 cuillères à soupe d'huile d'olive
- 3 gousses d'ail
- 1 bouquet garni
- 80 cl de bouillon.

Coupez la viande en tranches assez épaisses puis en cubes.
Émincez finement l'oignon et détaillez le céleri.
Épluchez les carottes, détaillez-les en tronçons puis coupez-les en deux dans le sens de la longueur, puis éventuellement encore en deux. Épluchez les petits oignons.
Taillez la poitrine de porc en petits lardons.
Faites revenir les cubes de viande et les lardons dans l'huile chaude en remuant de temps en temps (3 mn environ).
Ajoutez le céleri et les oignons, et faites revenir 1 minute. Mouillez avec le bouillon, le bouquet garni, le sel et le poivre. Laissez cuire 2 heures à couvert et à petite ébullition. Pendant ce temps, cuisez les carottes (8 minutes) dans de l'eau bouillante salée puis ensuite égouttez-les.
Ajoutez-les au bœuf avec les petits oignons et les lardons.
Laissez cuire encore 30 minutes.

Riz pilaf à l'agneau

Pour 4 personnes

Ingrédients :

- *500 g de filet d'agneau*
- *2 cuillères à soupe d'huile d'olive*
- *1 oignon émincé*
- *1 carotte coupée en rondelles.*
- *300 g de riz*
- *700 ml de bouillon*
- *2 cuillerées à soupe de pignons*
- *sel, poivre et persil.*

Dans une cocotte, ajoutez l'huile d'olive et faites dorer l'agneau.

Ajoutez l'oignon et les carottes.

Cuire 10 minutes. Salez, poivrez.

Incorporez le riz et bien mélanger.

Versez le bouillon. Réduire le feu.

Couvrir et cuire 25 minutes, jusqu'à ce que le riz soit bien cuit.

Ajoutez les pignons. Saupoudrez de persil haché.

Bœuf à la casserole

Pour 5 personnes

Ingrédients :

- *750 g de bœuf*
- *2 cuillères à soupe de farine*
- *2 cuillères à soupe d'huile*
- *4 pommes de terre coupées*
- *12 petits oignons*
- *3 carottes coupées*
- *1 poireau coupé*
- *700 ml de bouillon*
- *2 branches de céleri*
- *1 feuille de laurier*
- *1 branche de thym*
- *1 gousse d'ail*
- *baies de genièvre*
- *sel, poivre et persil haché.*

Coupez la viande en morceaux. Farinez les morceaux de viande.

Chauffez l'huile dans une cocotte puis faites dorer la viande.

Ajoutez le laurier, le thym, les baies de genièvre et l'ail.

Mélangez bien l'ensemble et ajoutez le bouillon.

Couvrez et laissez cuire 1 h 30.

Ajoutez les légumes et poursuivez la cuisson 30 minutes environ.

LES DESSERTS

Les desserts ne sont pas indispensables. Cependant, ils font partie de la gastronomie et pour la plupart nous apprécions de terminer le repas par une petite note de douceur.

Nous pouvons en manger sans nuire à notre santé.

Il faut pour cela respecter certaines règles :

- Éviter les desserts trop riches en matières grasses.
- Ne pas manger de desserts aux fruits crus (ex. tartes aux fraises ou salades de fruits).
- Éviter les desserts au miel, fruits secs (dattes, raisins).
- Éviter les desserts au lait et à la crème.

Le sucre pris au repas va passer lentement dans le sang et n'élèvera pas brutalement la glycémie, comme le fait un dessert sucré ou un simple morceau de chocolat pris seul dans l'après-midi. (*Cf.* La méganuisance alimentaire.)

PÂTES À TARTE

Ingrédients :

- 200 g de farine

- 75 g de beurre ou de Vitaquell

- 1 pincée de sel

- 10 cl d'eau environ.

Sablez le beurre ramolli ou la Vitaquell avec la farine.

Ajoutez le sel et l'eau afin de former une boule.

Laissez reposer 30 minutes au réfrigérateur en la couvrant d'un linge.

Tarte aux poires

Ingrédients:
- *pâte à tarte (voir recette ci-dessus)*
- *poires*
- *sucre*
- *20 g de beurre*
- *1 œuf battu*
- *vanille en poudre.*

Épluchez les poires.
Faites cuire les 2/3 environ avec très peu d'eau et plus ou moins de sucre selon la qualité des fruits.
Passez ces poires en purée.
Faites réduire celles-ci sur feu doux après y avoir mis le beurre.
D'autre part, étalez la pâte dans un moule. Parsemez d'un peu de vanille.
Étalez dessus la marmelade de poires.
Sur la marmelade, faites chevaucher de très minces tranches de poires crues.
Étalez le reste de pâte, découpez-la en fines lanières et disposez-les en collant les extrémités sur les bords de la tarte humectée d'eau.
Formez ainsi un quadrillage assez serré.
Dorez à l'œuf délayé avec un peu d'eau.
Cuire à feu moyen 45 minutes.

Tarte aux pêches

Ingrédients :
- *pâte à tarte (voir recette ci-dessus)*
- *pêches jaunes mûres*
- *sucre.*

Étalez la pâte dans un moule.
Épluchez les pêches et coupez-les en lamelles.
Faites-les chevaucher sur la pâte.
Saupoudrez de sucre.
Cuire à four chaud 40 minutes.

N.B. : Vous pouvez procéder de la même façon avec des mirabelles. Mais celles-ci seront lavées, coupées en deux et dénoyautées. Elles nécessitent un peu plus de sucre que les pêches.

Tourte à la pomme

Pour 8 personnes

Ingrédients :

- *150 g de beurre fondu ou de Vitaquell*
- *2 cuillères à soupe d'eau*
- *350 g de farine T 65*
- *1 kg de pommes coupées en lamelles*
- *80 g de sucre*
- *1 cuillère à café de cannelle*
- *1 blanc d'œuf battu.*

Préchauffez le four à 190° C.

Mélangez le beurre fondu avec l'eau très chaude.

Versez sur la farine et mélangez.

Ajoutez de la farine ou de l'eau chaude pour obtenir une pâte facile à travailler.

Étalez la pâte. Garnissez une tourtière de 23 cm.

Mélangez les pommes ; le sucre et la cannelle.

Garnissez la tourtière avec ce mélange.

Badigeonnez le bord de la pâte avec de l'eau et couvrez d'un disque de pâte.

Pressez les bords ensemble pour les coller.

Faites une ouverture au centre pour que la vapeur puisse s'échapper.

Badigeonnez la pâte avec le blanc d'œuf.

Cuire 40 à 50 minutes, jusqu'à ce que la pâte soit dorée.

Tatin aux trois fruits

Pour 6 personnes

Ingrédients:

- *500 g de fruits variés (pommes, poires, prunes)*
- *150 g de beurre ou de Vitaquell*
- *150 g de farine T 65*
- *5 cuillères à soupe de sucre*
- *sel.*

Malaxez 75 g de beurre avec 150 g de farine.

Ajoutez une pincée de sel et juste assez d'eau pour former une boule.

Laissez reposer 20 minutes au frais.

Allumez le four (Th.6).

Pelez, dénoyautez et coupez les fruits en quartiers.

Beurrez largement un moule à tarte et saupoudrez de 3 cuillères à soupe de sucre.

Ajoutez les fruits et caramélisez légèrement sur feu doux.

Laissez tiédir.

Répartissez le reste de sucre et le beurre en parcelles sur les fruits.

Posez le fond de pâte sur les fruits en rentrant les bords à l'intérieur.

Faites cuire 25 minutes au four.

Démoulez et laissez tiédir.

Les clafoutis

Vous pouvez faire selon goûts, des clafoutis aux fraises, framboises, poires, pêches, abricots, cerises, etc.

Pour 4 ou 5 personnes

Ingrédients :

- 3 œufs
- 3 cuillères à soupe de farine
- 3 verres de lait d'amandes
- 3 cuillères à soupe de sucre roux
- 1 pincée de sel.

Quantité approximative de fruits choisis :
- 200 g de framboises environ
- 250 g de fraises
- 2 belles poires coupées en morceaux
- 3 pêches coupées en morceaux
- 300 g de cerises
- 300 g d'abricots.

Préchauffez le four Th.8. Beurrez un moule à clafoutis. Disposez les fruits coupés en morceaux au fond du moule.

D'autre part, cassez les œufs dans un saladier. Ajoutez le sucre, la farine et le sel. Mélangez avec un fouet afin d'obtenir une pâte homogène. Ajoutez le lait d'amandes petit à petit sans cesser de remuer avec le fouet. Versez cette préparation sur les fruits.

Cuire 35 minutes environ au four. Laissez refroidir.

Servez froid.

Flan aux poires

Ingrédients :

- 3 poires
- 2 œufs
- 1/2 litre de lait d'amande
- 2 graines de cardamome
- 1 sachet de levure
- 3 cuillères à soupe de sucre
- 3 cuillères à soupe de farine
- sel et cannelle.

Allumez le four Th.6, mélangez le lait, les œufs, 1 pincée de sel, le sucre, la farine, 2 pincées de cannelle et la cardamome pilée.

Pelez et coupez les poires en lamelles.

Ajoutez-les à la préparation.

Versez le tout dans un plat et faire cuire 40 minutes environ.

Compote de poires à la pistache

Pour 4 personnes

Ingrédients :

- 1 kg de poires mûres
- 100 g de pistaches
- 1 cuillère à soupe de sucre

Pelez et épépinez les poires.
Coupez-les en morceaux et cuisez-les à feu doux.
Ajoutez un peu d'eau si nécessaire.
Réduisez en purée.
Ajoutez le sucre si les poires ne sont pas suffisamment sucrées.
Laissez refroidir.
Réduisez les pistaches en poudre et mélangez-les à la compote.

Compote de pommes à la cannelle

Pour 4 personnes

Ingrédients :

- 1 kg de pommes
- 1 cuillère à café de cannelle
- 1 cuillère à soupe de sucre
- 1/2 gousse de vanille
- 3 cuillères à soupe d'eau.

Épluchez, épépinez et coupez les pommes en lamelles.
Mettez les pommes à cuire dans une casserole avec la cannelle, le sucre, la vanille et l'eau.
Couvrez et laissez cuire 25 minutes à feu moyen.
Surveillez de temps en temps afin que les pommes n'attachent pas au fond de la casserole.
Au besoin, rajoutez de l'eau.
Lorsque les pommes sont cuites, retirez la gousse de vanille et mixez.
Laissez refroidir.

Rhubarbe à la banane

Pour 6 personnes

Ingrédients :
- 1 kg de rhubarbe
- 2 bananes mûres
- 150 g de sucre cannelle.

Lavez, épluchez et coupez la rhubarbe en morceaux.
Faites-la cuire 20 minutes avec le sucre, un peu d'eau et saupoudrez de cannelle.
Épluchez et coupez les bananes en rondelles. Ajoutez-les en fin de cuisson.
Laissez cuire quelques instants.
Laissez refroidir et mettez-les 1 heure au réfrigérateur dans des ramequins.
Servez frais.

Poires au coulis de pêches

Pour 4 personnes

Ingrédients :
- 500 g de poires
- 4 pêches jaunes
- 150 g de sucre
- 1 gousse de vanille fendue
- tuiles aux amandes.

Pelez et épépinez les poires.
Coupez-les en deux dans le sens de la longueur.
Dans une casserole d'eau, ajoutez 80 g de sucre et ébouillantez les poires 10 minutes. Lorsqu'elles sont cuites, égouttez-les.
D'autre part, faites bouillir 1 verre d'eau avec le reste de sucre et la vanille et ajoutez les pêches.
Laissez cuire 15 minutes à petit feu.
Mixez.
Servez les poires avec le coulis de pêches et des tuiles aux amandes.

Poires flambées

Pour 6 personnes

Ingrédients :

- 6 poires
- 1 dl de rhum
- 70 g de sucre
- 1 gousse de vanille fendue.

Dans une casserole, amenez à ébullition 1/4 de litre d'eau avec 50 g de sucre et la vanille.

Allumez le four Th. 7.

Pelez les poires en les gardant entières puis les cuire dans l'eau sucrée 10-15 minutes, jusqu'à ce qu'elles soient tendres.

Égouttez et disposez dans des coupes supportant la flamme.

Faites réduire le sirop de moitié.

Nappez les poires avec le sirop et saupoudrez avec le sucre restant.

Passez quelques minutes au four pour caraméliser.

Arrosez les poires avec le rhum et flambez.

Pêches pochées

Pour 4 personnes

Ingrédients :

- 4 belles pêches jaunes
- 50 g de sucre
- 1/2 gousse de vanille.

Dans une casserole, amenez à ébullition 1/4 de litre d'eau avec 50 g de sucre et la vanille.

Allumez le four Th. 7.

Pelez les pêches en les gardant entières puis cuisez-les dans l'eau sucrée 10-15 minutes, jusqu'à qu'elles soient tendres.

Égouttez et disposez dans des coupes.

Pommes aux amandes

Pour 4 personnes

Ingrédients :

- 4 pommes
- 25 g de beurre
- 1 cuillère à soupe de sucre
- cannelle
- 2 cuillères à soupe d'amandes.

Équeutez et épépinez les pommes.
Placez-les dans un plat allant au four.
Saupoudrez les pommes de cannelle, de sucre et d'une noisette de beurre.
Faites cuire les pommes à four moyen 40 minutes environ.
Au moment de servir, faites dorer les amandes au four à la poêle.
Servez dans des assiettes les pommes entourées d'amandes.

LES DESSERTS "tout-prêt"

Le chocolat

Choisissez toujours de préférence un chocolat noir.
Sa composition doit être :
- pâte de cacao
- sucre
- beurre de cacao
- (lécithine d'origine non transgénique)
- vanille naturelle.

Nous indiquons quelques marques que nous trouvons, pour la plupart dans des magasins d'alimentation biologique :
- Valrhona
- Montignac
- Bonneterre.

Les biscuits :
Sablés "diététiques"

À défaut de les faire vous-même, vous pouvez les acheter tout fait, en regardant bien la composition qui doit être simple :
- farine
- graisse végétale non hydrogénées ou beurre frais
- sucre de canne
- poudre à lever (facultatif)
- œufs
- plus au choix :
  . cannelle
  . vanille
  . amandes
  . noix de coco
  . chocolat
  . noisettes
  . noix ou autre oléagineux (sésame, noix de pécan, etc.).

N.B. : Évitez les biscuits au miel, fruits et fruits secs, jus de fruits, mélange de plusieurs céréales.

Entremets aux algues

On les trouve en magasin diététique. Il existe de nombreux parfums : chocolat, vanille praliné, café, etc. (à préparer avec du lait d'amande ou de noisette)

Glace à la banane

Ingrédients :
- *4 bananes bien mûres*
- *1 tasse de lait d'amandes*
- *2 cuillères à soupe de granules de lécithine (facultatif)*
- *1/4 de tasse de sucre de canne roux*
- *1 cuillère à thé de vanille pure.*

Homogénéisez les bananes et mélangez avec tous les ingrédients dans l'ordre donné dans un mélangeur ou un bol malaxeur.

Le mélange obtenu aura une consistance plus ou moins liquide selon la grosseur des bananes.

Versez ce mélange dans une cuvette à glacer et congelez jusqu'à solidification.

Vous pouvez découper le mélange congelé en tranches et le manger tel quel, ou bien, si vous voulez une glace plus onctueuse, homogénéisez à nouveau le mélange congelé dans votre malaxeur ou autre appareil pouvant servir à cet effet.

GÂTEAU CHOCOLAT ET POIRES

Pour 8 personnes

Ingrédients :

- 90 g de chocolat noir
- 125 g de beurre ou Vitaquell
- 80 g de sucre
- 2 œufs séparés
- 200 g de farine T 65
- 1 sachet de levure
- 1 pincée de sel
- 125 ml de lait d'amandes
- 500 g de poires mûres.

Préchauffez le four à 180° C.

Beurrez et farinez un moule à savarin de 20 cm.

Secouez pour éliminer l'excédent de farine.

Laissez fondre le chocolat au bain-marie avec une cuillère à soupe d'eau.

Laissez tiédir.

Dans une petite jatte, battez le beurre et le sucre.

Ajoutez les jaunes d'œufs, en les battant l'un après l'autre.

Versez le chocolat fondu et battez-le pour obtenir une consistance homogène.

Tamisez ensemble la farine, le sel et la levure.

Incorporez au mélange de beurre et de chocolat en alternance avec le lait.

Dans un récipient, montez les blancs en neige et incorporez-les doucement à la pâte.

Versez la moitié de la préparation dans le moule.

Coupez les poires en fines tranches et disposez-les sur la préparation à gâteau.

Versez le reste de la préparation par-dessus.

Cuire 40 minutes environ.

Laissez reposer 5 minutes.

Démoulez sur une grille.

Laissez refroidir.

TÉMOIGNAGES DE GUÉRISONS

La valeur d'une méthode nutritionnelle se juge à ses résultats.

Aussi, nous publions des lettres écrites spontanément, sans rien ajouter ni commenter.

Bien entendu, nous préservons l'anonymat des personnes, seuls les initiales des noms avec prénoms sont publiés.

Même s'il s'agit d'une grande ville, Paris, Londres, ou d'un pays autre que la France, aucune indication pouvant permettre une éventuelle identification n'est précisée.

Pour tous les témoignages, l'alimentation a été celle indiquée dans ce livre.

Les passages soulignés sont le fait de l'auteur dans la plupart des cas.

Les lettres manuscrites sont en possession de l'auteur.

ROBERT MASSON ACCEPTERA TOUTE VÉRIFICATION ET TOUTE ENQUÊTE AYANT POUR BUT DE PROUVER L'AUTHENTICITÉ DES TÉMOIGNAGES SUIVANTS.

VOIES RESPIRATOIRES

J. L
Ancien professeur au collège de Betharram

Cher Monsieur,

Ancien pulmonaire, j'étais sujet aux atteintes de bronchite chronique : 4 bronchites cette année, dont une qui a duré 40 jours.

Il m'était conseillé de ne plus sortir à la moindre trace de pluie, d'humidité ou de brouillard, bref c'était la claustration.

J'ai appliqué, étant en crise, le régime que vous préconisez dans votre livre « Soignez-vous par la nature » et 48 heures après, je n'avais plus de bronchite, je pouvais sortir par froid, pluie et brouillard.

Depuis, je suis allé à Paris en plein hiver (chose que je n'osais envisager), malgré le crachin pollué de la région parisienne, pas de toux.

Mon médecin généraliste est très intéressé et je lui ai passé votre livre.

Un de mes amis souffrant de la même infirmité va essayer aussi ce régime, mais « après les fêtes », m'a t-il dit.

Je tiens à vous témoigner ma gratitude, car je n'osais plus faire aucun projet avec cette épée toujours suspendue « la bronchite » qui pouvait revenir à la moindre humidité.

Vous pouvez faire usage de ma lettre, bien entendu, si cela peut rendre service à d'autres bronchiteux.

Je vous prie de croire, cher Monsieur, à mes sentiments les meilleurs, en souhaitant que beaucoup de gens aient la volonté de vouloir suivre ce régime, et en tirent le même bénéfice que moi.

Catherine G.

Affligée depuis près de dix ans d'une rhinite allergique, qui malgré plusieurs désensibilisations, ne promettait pas de disparaître, mais, bien au contraire, devenait toujours plus complexe et tenace, j'en étais arrivée – à 24 ans – à déclarer que, si mon état de santé ne subissait aucune amélioration, j'aimerais mieux ne plus vivre.

Une conférence sur la naturopathie, à laquelle j'assistai presque par hasard, finit de me convaincre que la médecine traditionnelle ne me débarrasserait jamais de mon mal. Je m'en remis donc aux soins de la naruropathie et grand bien m'en prit, car dès la première semaine de traitement, mon allergie disparut pour ne plus revenir.

Je suis donc infiniment reconnaissante à la naturopathie – et tout particulièrement à Monsieur Masson de m'avoir fait recouvrer la santé et mener ainsi une vie normale.

Madame J.

Monsieur Masson,

Cela fait 6 ans que je viens chez vous… dans quel état lamentable j'étais, avec les crises d'asthme que j'avais depuis 6 ans ; des crises où je restais au lit 5-6 semaines à étouffer malgré les théophillynes, ensuite j'avais 15 ou 10 jours de répit avec une piqûre de théophillyne, plus tard cela n'était que 5 à 6 jours ; c'est bien simple, l'infirmière qui venait disait : « Vous êtes dans l'année, 10 mois malade, au lit ». Devant le résultat que vous obtenez elle est venue vous voir pour se faire soigner d'une mauvaise sinusite.

Mon docteur traitant n'en revient pas quand il vient à la maison pour mon mari, c'est toujours : « Alors comment ça va ? c'est un miracle ! ». Du reste, un jour il m'a téléphoné pour avoir votre adresse pour un malade qu'il ne revoit plus. Aussi je tiens à vous remercier, car je peux vivre comme tout le monde. Je descends deux fois par jour mes deux étages grâce à vous, je sais, beaucoup diront, ce n'est pas haut, mais pour moi ça l'était puisque d'aller d'une pièce à l'autre, cela m'était impossible.

Encore merci ! Recevez, Monsieur Masson, avec toute ma gratitude, mes sincères salutations.

Madame P.

Monsieur Masson,

Je tiens à vous remercier pour les soins efficaces que vous avez donnés à mon neveu Ron Atzmon âgé de 9 ans.

Depuis l'âge de 18 mois ce garçon souffrait d'une bronchite chronique et des crises d'asthme. Le médecin de famille lui a administré des médicaments à base de cortisone, en augmentant les doses avec l'âge.
À la longue ces médicaments faisaient de moins en moins d'effet.

Après deux visites chez vous, ces crises ont cessé sans ces médicaments et l'enfant se porte à merveille actuellement.

Je vous suis très reconnaissante et vous prie d'agréer mes sentiments les meilleurs.

Régine V.

Monsieur Masson,

Âgée de 47 ans, je souffrais depuis l'âge de 16 ans de rhume des foins aggravé de terribles crises d'asthme allant jusqu'à l'étouffement survenant d'avril à juillet chaque année.

J'ai été soignée par la médecine classique et l'homéopathie sans aucun résultat.
Grâce à vous avec le réglage alimentaire et les plantes, pour la première fois de ma vie j'ai passé l'année 1979 sans aucune crise, le mal a totalement disparu.

Par la présente, je viens vous remercier des bienfaits de tous vos conseils que vous m'avez prodigués, et j'espère que ma lettre pourra redonner l'espoir aux personnes souffrant de la même affection.

Veuillez agréer, Monsieur, l'expression de mes sentiments les meilleurs.

Antoine R.

Monsieur,

Dieu m'a accordé le privilège de vous connaître lors d'un stage d'iridologie à l'Institut d'Hygiène Naturelle de Paris, et en tant qu'étudiant de la Naturothérapie depuis plus de 2 ans, j'ai été étonné ce jour-là vous entendre certaines choses et méthodes qui venaient un peu bouleverser ce que j'avais appris, mais j'avais néanmoins le sentiment que dans vos exposés il y avait une grande expérience, j'ai donc ouvert grandes mes oreilles et pris de bonnes notes.

Dès mon retour j'ai commencé par mettre en pratique et rectifier tout ce qui n'allait pas d'après vos explications, le premier cobaye fut notre petit garçon de 4 ans qui depuis presque sa naissance subit des otites, rhino- et bronchites à répétition même en pratiquant la nourriture dite spécifique, cela a tout de même continué avec une légère amélioration. Ces derniers temps je ne savais plus à quel saint me vouer de voir cet enfant constamment malade à n'importe quelle saison et toutes les 3 semaines environ. Voilà qu'en l'espace d'un mois avec vos méthodes, les bronches sont complètement sèches et l'enfant respire pour la 1ère fois par le nez, plus un meilleur tonus, une meilleure mine et 2 selles par jour, sans morceaux d'aliments non digérés, bref c'est pour nous une grande joie.

Votre expérience mérite d'être plus connue, en tout cas pour moi, en tant que futur praticien de santé, je ne manquerai pas de pratiquer vos méthodes, mais pour cela mon plus grand bonheur de passer quelques jours avec vous dans votre cabinet comme (interne) sans vous déranger ne serait-ce qu'à vous écouter et prendre des notes afin d'approfondir davantage et d'être plus sûr de moi.

1er apprendre l'iridologie de terrain,

2ème la Biothérapie qui est aussi importante que les aliments, pour venir enlever ce petit grain de sable entré dans la serrure très bien imagée dans votre livre.

En tout cas, si cela n'est pas possible je vous en remercie quand même.

Dans l'attente de vous lire, veuillez agréer Monsieur, l'expression de mes sentiments les meilleurs.

Claude G.

Monsieur,

Malade depuis 7 ans d'une rhinite subaiguë chronique (avec hypersécrétion des muqueuses nasales) je consultai en 1977 un spécialiste en allergologie. Les tests permirent de déceler une infection par Candida albicans et streptocoque. Le traitement commença et dura jusqu'à présent 1980. Sans résultat, aucune amélioration.

En juin 1980, je consultai Monsieur R. Masson qui me prescrivit un traitement par aromathérapie + régime alimentaire.
En deux semaines la rhinite disparut totalement. Disparition des sécrétions aqueuses et décontraction des muqueuses nasales, après tant d'années quel soulagement et quelle joie.

Vous remerciant de vos bons soins et efficaces, recevez, Monsieur, mes salutations distinguées.

M. et Mme Claude D.

Monsieur,

La santé de notre fils Benoît s'est nettement améliorée, quelques résurgences pour les rhumes, mais fini, les otites et les rhino- à répétition. Ceci grâce à vos conseils en hygiène alimentaire, alors que la médecine traditionnelle échouait depuis 3 ans sur ce cas.

En ce qui concerne l'incontinence d'urine, pour laquelle vous avez également soigné Benoît, la réussite est totale.

Merci encore pour vos conseils et vos soins.

Guy B.

Monsieur Masson,

Je tenais à vous remercier pour les conseils donnés en ce qui concerne Nathalie qui présentait un problème d'otites sérieuses chroniques.

Nous vous avons consulté le 18 avril 96 et mis en place dès le lendemain vos recommandations alimentaires.

Alors que les traitements antibiotiques, l'opération des végétations et un traitement homéopathique n'ont eu aucune influence sur cette otite bilatérale, avec changement alimentaire, en 15 jours. Nathalie a retrouvé une ouïe parfaite, et ses tympans sont normaux.

Merci pour votre expertise et la simplicité de vos conseils.

Très sincèrement.

M. W.

Monsieur Masson,

Ces quelques lignes pour vous remercier des bons soins que vous avez prodigué à mon fils. Âgé de 11 ans cet enfant souffrait de sinusite. Le moindre rhume devenait une catastrophe car il fallait un mois ou deux de traitement aux antibiotiques pour le soulager.

Depuis que je vous l'ai amené, il a suivi votre traitement et un léger régime alimentaire, pendant environ dix mois, depuis plus d'ennuis, un rhume par ci, par là comme tout le monde. Il a grandi et forci et il est en pleine forme.

Avec mes remerciements, veuillez recevoir, Monsieur Masson, l'assurance de mes sentiments les plus respectueux.

Béatrice V.

Monsieur,

Les méthodes de médecine orthodoxe ayant échoué, j'ai voulu en comprendre les raisons, en étant à l'écoute de mon corps pour essayer de décrypter le fonctionnement de l'organisme.

La première base était jetée pour progresser.

La seconde avancée, et non la moindre, a été la découverte de vos livres. J'ai presque totalement guéri une dyspnée asthmatique chronique doublée d'une fatigue persistante en changeant uniquement mes habitudes alimentaires. La rencontre d'un livre et d'un personne peut déboucher sur des résultats formidables !

Mais, le meilleur des livres ne remplace pas une consultation.
Je désirerais vous rencontrer pour un diagnostic personnalisé, afin que la guérison puisse s'accomplir entièrement, entreprendre éventuellement une phytothérapie, ou dépister les mauvaises habitudes alimentaires ou autres pouvant encore subsister. Je vous demanderais de bien vouloir m'indiquer la marche à suivre pour un rendez-vous à votre cabinet.

Veuillez agréer, Monsieur, l'expression de mes salutations distinguées.

Chère Y.

C'est avec grand bonheur et surprise que nous avons reçu votre lettre et livre. Je dois dire que c'était presque un don du ciel qui est arrivé à un moment où nous ne savions plus quelle direction prendre et à désespérer sur l'état de santé de nos enfants qui se détériorait de plus en plus.
Alexandre 3 ans maintenant, a fait des otites à répétition depuis ses 15 mois environ. Il vomissait tous les jours et toutes les nuits des glaires et souvent de la nourriture et depuis un an sa santé s'aggravait avec de la bronchite chronique, rhinite et antibiotiques, une semaine sur deux. Il a été sourd la moitié de sa vie et s'est déjà fait opéré deux fois des oreilles (diabolo). Son langage se développait très lentement et il se comportait d'une façon nerveuse, même agressive.

Quant à Eléonor, 19 mois, elle a fait des otites chroniques depuis qu'elle a 4 mois (début de sevrage). On lui a fait mettre des diabolos dans les oreilles à 14 mois car elle était complètement sourde et souffrait beaucoup. De même, elle prend des antibiotiques depuis ses 4 mois en continu.

Quelques semaines avant de recevoir votre livre, je suis allée voir un herbaliste qui a diagnostiqué une allergie aux produits laitiers. Nous avons donc arrêté les laitages et les otites se sont arrêtées. Cependant, Alexandre continuait de se plaindre de douleurs dans l'estomac et continuait de vomir.

J'ai appliqué les principes de R. Masson et miracle, tout va bien depuis. C'est pour cela que j'ai tardé à vous répondre car je voulais vous donner des résultats concrets. Nous avons donc deux enfants qui ont repris le sourire, de l'appétit, des couleurs et qui sont devenus plus calme tout en ayant plus de vitalité !

Je ne sais comment vous remercier pour votre gentillesse et l'attention que vous avez portés envers les « petits » problèmes de santé de nos enfants.

Nous ne sommes pas un cas isolé et beaucoup de mes amies ont des problèmes similaires avec leurs enfants. J'essaye en vain de faire passer le message et les conseils de R. Masson mais peu de gens acceptent l'idée qu'un problème de diététique puisse être la cause de leurs ennuis. Même l'O.R.L. qui suit les enfants pense que c'est une coïncidence et que les problèmes se seraient arrêtés d'eux-mêmes!!!

Je suis heureuse d'apprendre aussi que vous avez rendu la santé à votre fils Bruno par ces mêmes principes.

Je sais que vous êtes en ce moment au Vietnam en compagnie de Marie. J'espère que ce voyage, qui a dû être bouleversant, vous laissera des souvenirs inoubliables.

Tant de choses ont dû changé toutes ces années. Le retour à Besançon doit être difficile et plein de nostalgie, mais vous avez eu le bonheur de revoir votre pays natal et votre famille.

Bruno a dû être enchanté de faire connaissance avec sa nouvelle famille et de découvrir votre passé.

En vous remerciant encore de tout cœur et en espérant avoir l'occasion de vous revoir un jour à Dole ou peut-être pourquoi pas en Angleterre, je vous souhaite beaucoup de bonheur à tous les trois.

B. F.

EXTRAIT DU MEMOIRE DE NATUROPATHIE

Mon propre cas, il a 7 ans : 35 ans, 1m60, 52 kg.

30 ans de bronchite chronique, 15 ans de rhinite allergique, toutes les affections en « ite », de la rhino-pharyngite en passant par l'ovarite scléro-kystique, déminéralisation des dents (caries et effritement de l'émail), frilosité extrême après les repas, colites terribles, réceptivité aux piqûres d'insectes, crises de nerfs tous les 3 ou 4 mois, avec impossibilité de me contrôler, mais, crises qui me soulageaient, douleurs terribles aux genoux et paralysies (un chirurgien veut m'opérer, je refuse).

Malgré tout cela, et tout ce que les médecins et chirurgiens m'ont fait subir, que ce soit en médicaments de toutes sortes ainsi qu'une opération totalement inutile, j'avais quand même une énergie réelle, un PVH qui luttait fort, mais pour encore combien de temps ? Mais plus les années passaient, plus ma santé se dégradait, avec son lot de pathologies toujours plus nombreuses. Lorsque j'ai enfin compris que je faisais tout pour me détruire depuis plus de 30 ans, et en découvrant enfin, grâce à la physiologie digestive décrite dans les ouvrages de Monsieur Robert Masson, la cause de mes problèmes, qui était due à mon alimentation, m'est apparue d'une logique convaincante.

Depuis plus de 15 ans, j'étais entre un syndrome du frugivore, un semi-végétarisme et surtout du grignotage toute la journée. Ayant un dégoût des aliments protéiques au profit des sucreries, des fruits et des farineux.

J'étais littéralement intoxiquée par les acides de fruits, tomates, yaourts, fromages blancs qui représentaient la majeure partie de mon alimentation, prenant œuf, poisson, fromage pâte cuite très rarement.

EN 48 HEURES DE RÈGLAGE ALIMENTAIRE, la toux a cessé ainsi que la rhinite allergique (j'éternuais pendant 15 à 20 fois, les rouges et le nez en fontaine) avec des névralgies, obligée de me coucher pendant 48 heures à cause d'une très grande fatigue.

Cela a été époustouflant de rapidité, et ce qui m'a confirmé la justesse des conceptions de Monsieur MASSON, c'est de pouvoir reproduire les maladies en refaisant les erreurs alimentaires antérieures et de pouvoir prévoir mes maladies. En août 91, invitée chez des amis, un 1/2 melon était servi en début de repas, le soir même, étant en période ovulatoire, je faisais une crise d'ovarite scléro-kystique. La muqueuse intestinale étant très près des organes génitaux et ayant une faiblesse de ce côté-là, j'ai compris la nuisance des fruits pris aux repas avec des farineux (fermentation).

Par cette nouvelle alimentation, je n'ai plus faim entre les repas. Le fait de mieux maîtriser ma santé m'a apporté ainsi qu'à mon entourage, une joie et une énergie exceptionnelle et m'a permis de mieux aborder les problèmes et soucis de la vie actuelle. Cela m'a apporté un équilibre supplémentaire, un calme retrouvé et une maîtrise indispensable. Cela a donné un autre sens à ma vie.

Je faisais fibrome sur fibrome. J'ai fait le traitement suivant pendant deux mois : j'ai réduit les produits laitiers ainsi que les farineux, j'ai pris 20 gouttes de PROGESTERONE 3XH au coucher du 10 au 25ème jour du cycle + 1 suppositoire UTERUS 30 CH tous les deux jours + 1 dose de FOLLICULINUM 30 CH tous les dimanches soir.

Au bout de 3 mois, plus de fibrome.

Cher confrère,

Comme vous le savez Monsieur Jean Bacot a été hospitalisé pour le bilan de cette nouvelle image ronde suspecte : nous avons pu péniblement réaliser une fibroscopie bronchique, avec brossage dans le territoire pulmonaire, sans qu'une anomalie endobronchique ait pu être mise en évidence, ni que les cytologiess n'apportent quelque chose au diagnostic. La ponction pulmonaire transpariétale envisagée initialement n'a pu être réalisée, car il nous a paru trop dangereux de prendre un risque de pneumothorax, chez ce patient dont la fonction respiratoire reste très préoccupante, avec en particulier un VEMS inférieur à 1 litre.

En effet, sur le plan respiratoire, le ***broncho-emphysème*** *de Monsieur Bacot est à* ***un stade très évolué****, avec un* ***TVO sévère,*** *une* ***capacité de diffusion très abaissée à 37 % de la normale,*** *une* ***hypoxie-hypercalmie permanente,*** *traduisant bien une* ***hypoventilation alvéolaire,*** *il y a d'ailleurs* ***de grosses artères pulmonaires*** *sur les clichés thoraciques, des* ***signes cliniques et électriques de cœur pulmonaire chronique, avec IVD*** *(reflux hépatojugulaire, bloc de branche droit incomplet et grandes ondes en V6).*

D'un autre côté, deux hypothèses principales pouvaient se discuter chez ce patient :

- *celle de* ***métastases pulmonaires du cancer du rein,*** *ce qui n'a pas grande sanction thérapeutique ;*
- *d'autre part celle d'un* ***cancer primitif pulmonaire*** *: là aussi la fonction respiratoire ne permettait ni un geste chirurgical ni une radiothérapie, seule pouvait se discuter une* ***chimiothérapie,*** *mais vu l'aspect des lésions il ne s'agit certainement pas d'un cancer pulmonaire à petites cellules, et là encore l'indication n'est pas formelle, pour les autres types histologiques.*

Nous avons expliqué à Monsieur Bacot qu'on ne pouvait aller plus loin dans le diagnostic de cette image ronde pulmonaire, qu'il fallait surtout concentrer les efforts sur le traitement de l'insuffisance respiratoire, qui relèverait en théorie d'une ventilation assistée au masque nasal nocturne, mais Monsieur Bacot n'est guère prêt à ce genre de thérapeutique, puisqu'il continue de fumer, et ne se déclare pas essoufflé, même lorsqu'il est cyanosé.....

Nous le laissons donc rentrer à son domicile avec un traitement par ***antibiotiques, corticoïdes, broncho-dilatateurs, et aérosols.***

Avec mes sentiments bien confraternels.

Docteur DR. Praticien hospitalier.

Madame B.

Monsieur,

Je crois que c'est fin mars que je suis venue vous consulter, car mon mari avait été très fatigué. Depuis j'ai trouvé dans son dossier les résumés des médecins à l'époque...

Je vous avais expliqué tout cela et vous m'aviez fait une ordonnance. Depuis nous l'avons toujours renouvelée... Les résultats de la dernière radiographie, cette grosseur est disparue. Je suis certaine que votre traitement l'a sauvé momentanément. Je crains l'hiver qui arrive. Devons-nous continuer ce traitement. Me conseillez-vous autre chose.

Merci de vos bons soins. Croyez en toute ma reconnaissance.

Monsieur MASSON

Cher Monsieur,

Il y a quelques années, nous avons découvert votre livre « Plus jamais d'enfants malades » et depuis 3 ans nous avons, avec une puéricultrice de l'établissement, établi les régimes des enfants en essayant de respecter vos conseils. Des résultats bien sûr parlants, nous avons réduit de 80 % la facture du médecin O.R.L. et nous avons rarement des otites malgré l'état de santé des enfants polyhandicapés qui nous sont confiés.

L'Association nationale des … m'a chargé d'organiser une session de formation pluridisciplinaire pour le personnel travaillant en Pouponnières et Maison d'enfants de 0 à 6 ans.

Nous avons ce jour 50 inscriptions.

Je souhaiterais vivement que vous puissiez venir parler de votre grande expérience concernant l'alimentation du jeune enfant le mardi 25 avril 1989 à 20 h 30 à Chantilly (voir programme ci-joint).

Une réunion préparatoire avec les intervenants a été fixée le samedi 4 mars 1989 à 14 h 30 à la Pouponnière Paul PARQUET, 41, bd de Courbevoie à Neuilly et je serais heureuse de vous accueillir si votre emploi du temps vous le permet.

Dans l'espoir d'une réponse favorable pour le 25 avril et dans l'attente d'une prochaine rencontre,

Je vous prie de croire, Cher Monsieur, à l'assurance de mes meilleurs sentiments.

Y.J.

ARTICULATIONS

Mme G.

Cher Monsieur Masson,

C'est avec un certain recul que je viens vous remercier de m'avoir si bien soignée.

En juillet 1977 je souffrais d'arthrose à la colonne vertébrale, j'ai consulté mon médecin qui m'a ordonné une série de piqûres n'ayant pas eu d'amélioration, il m'a envoyé au spécialiste qui m'a fait des infiltrations dans la colonne vertébrale et également des piqûres. N'ayant toujours pas de résultats j'ai consulté un autre spécialiste qui m'a déclaré que « dans l'état où est votre colonne vertébrale je ne peux rien pour vous ».

Étant dans le commerce, je me voyais obligé de vendre ma boutique ayant été deux mois et demi à ne pouvoir mettre un pied devant l'autre, c'est à ce moment-là qu'une cliente m'a parlé de vous, je n'ai donc pas hésité à vous consulter, et après 8 jours de votre traitement, j'ai senti progressivement une amélioration et au bout d'un certain temps plus de souffrance du tout, j'ai continué le traitement assez longtemps, comme vous me l'aviez conseillé.

Voilà donc plus d'un an que je ne souffre plus, je suis obligée de constater que vous m'avez guérie où la médecine a échoué.

Je vous ai envoyé une cliente pour le même mal, elle ne souffre plus du tout.

En vous renouvelant tous mes remerciements, recevez Monsieur Masson, mes sincères salutations.

C. L.

Monsieur Masson,

Je me permets de vous écrire pour vous remercier de m'avoir si bien soignée.

Je suis âgée de 58 ans. J'ai passé une radiographie en août 1974. Résultat : arthrose lombaire et de la hanche droite. J'ai été soignée avec des piqûres, mais après 3 piqûres, j'avais pris 5 kg. Le docteur a ausitôt stoppé le traitement. Il m'a prescrit de nombreux médicaments, mais je n'avais aucune amélioration. Bien au contraire, mon état s'aggravait de semaine en semaine. Après 22 séances de rééducation, je ne pouvais plus faire de mouvement. J'étais plus ankylosée de jour en jour. Je me trouvais bloquée, sans pouvoir faire aucun mouvement. J'étais même gênée pour respirer. Quand j'étais allongée, je ne pouvais plus me relever. J'avais perdu le sommeil, car à chaque mouvement, la douleur me réveillait. Je ne pouvais plus, ni m'habiller, ni m'asseoir. Tout mon buste était raidi.

Quand j'ai compris que je pouvais plus rien faire, je suis devenue moralement anéantie. J'avais très mauvais moral. J'ai demandé à mon docteur ce qu'il en pensait. Il m'a répondu que je ne devais plus faire aucun effort, surtout ne rien soulever. Il m'a dit également que la médecine ne peut rien contre l'arthrose, qu'elle peut seulement atténuer la douleur par des cachets, admis que de toute manière, l'arthrose n'est pas guérissable. Il m'a donc prescrit des anti-inflammatoires en comprimés. J'ai vu deux autres docteurs. Ils m'ont dit exactement la même chose.

Mes enfants m'ayant donné votre adresse je suis venue vous voir fin novembre 75. Vous m'avez prescrit un traitement par les plantes, et un régime alimentaire. Je suis revenue vous voir début janvier 76. Il y avait une petite amélioration. J'ai poursuivi votre traitement, et vous m'avez donné rendez-vous 3 mois après, c'est-à-dire pour avril. En avril, l'amélioration était très importante. J'ai continué le traitement jusqu'en août 1976. C'est à ce moment que le traitement a été arrêté. J'ai toujours continué le régime alimentaire, qui d'ailleurs n'est vraiment pas difficile à suivre, puisqu'il s'agit seulement de ne pas associer au même repas certains aliments.

J'ai 700 m² de jardin, que je cultive moi-même sans peine.

Je fais sans difficulté 40 à 50 km à bicyclette.
J'ai retrouvé le sommeil, les douleurs ont disparu. Mon moral s'est rétabli.
Je crois que je ne vous remercierai jamais assez.
Veuillez agréer, Monsieur, l'expression de mes sentiments respectueux.

Mme Michèle U.

Monsieur,

Je suis kinésithérapeute et travaille depuis vingt ans dans un centre de rééducation des Alpes de Haute-Provence

Je m'intéresse depuis longtemps aux techniques de naturopathie pour mon compte personnel et celui de mes amis.

Cependant depuis quelques mois nous avons enregistré dans notre centre des retards de consolidation d'une extrême gravité chez des sujets jeunes notamment sur des fractures du fémur, retard variant de trois à six mois.

Dans le cas spécifique d'un jeune de vingt quatre ans, le retard était tel que le chirurgien spécialisé avait affirmé que seule une greffe était envisageable. Devant le désespoir de ce malade, je lui ai conseillé d'utiliser vos conseils.

POP, Ospur, Huile de flétan, Algopur (je n'ai pu trouver du phytomer CM2 ne sachant quelle maison fabrique ce produit). ***Vingt*** *jours exactement plus tard – radio – et on enregistrait la formation d'un cal si satisfaisant qu'il pouvait se mettre en charge sur son membre atteint.*

Par la suite, deux autres cas semblables avec le même traitement consolidèrent de la même façon.

Mais le cas le plus marquant est celui d'une arthrite de hanche due à un staphylocoque doré chez un sujet jeune qui souffrait terriblement. Quinze jours après une prise de POP (8 comprimés par jour) la douleur se trouvait très nettement améliorée.

Un autre cas est celui d'un polytraumatisé grave du membre inférieur, (col du fémur, fémur, tibia, péroné, perte de substance cutanée) qui au bout de trois semaines de votre traitement enregistrait une très nette amélioration de l'état général et au bout de six semaines une consolidation satisfaisante pour son état, consolidation enregistrée par le professeur Wedel à Toulon (plus d'un an après l'accident).

Idem après pour la douleur d'un homme jeune avec dégâts important de la hanche, cotyle enfoncé. ***Neuf jours*** *après, disparition de la douleur.*

Je reste à votre disposition pour vous signaler de nouveaux cas, si cela vous intéresse.

Avec mes remerciements, croyez à mes sentiments les meilleurs.

Mlle Monique C.

Monsieur,

Cette lettre veut témoigner de l'efficacité de vos soins, et je tiens à vous remercier, car c'est merveilleux de pouvoir rétablir un problème de santé.

En effet, l'association homéopathie, organothérapie, phytothérapie, diététique a résolu le problème douleurs traumatiques (accident de voiture) de ma colonne vertébrale.

Il est rare de pouvoir trouver un praticien de santé associant toutes ces médecines douces, et dans mon cas c'est bien ce qu'il fallait pour guérir, vu la gravité du traumatisme (choc violent – trois tonneaux).

Je vous signale qu'en crises aiguës (sciatique – névralgies cervicobrachiales), la phytothérapie (Harpagophytum – Reine des prés – prêle) ainsi que l'organothérapie (nerf sciatique, plexus sacré, disque lombaire, disque cervical, ligament, plexus brachial) étaient très efficaces.

J'ai pu ainsi éviter les médicaments chimiques, et à bande rouge.

Pourquoi suis-je venue à la naturopathie ?

Parce qu'après 1 mois d'anti-inflammatoires, une gastrite fut provoquée. J'ajoute quelques détails sur mon cas : la régularité dans la prise du traitement bien sûr a donné l'efficacité, ainsi que la patience. Vu la gravité du traumatisme, j'ai suivi durant 3 ans consécutivement vos soins.

La volonté de guérir, et la foi en la guérison, la foi dans le traitement qui guérira sûrement, ainsi que pour moi la foi en la providence qui m'a guidé vers des thérapeutes efficaces, voici les secrets de ma guérison.

*J'ajoute qu'associée à vos traitements, fut très efficace l'***ostéopathie crânienne** *et très vite dans mon cas.*

Veuillez croire Monsieur…

MALADIES DE PEAU

M. Louis M.

Monsieur,

Souffrant d'un psoriasis sur tout le corps depuis 3 ans et résistant à toutes les médecines classiques.

Vous l'avez guéri en un traitement naturopathique de 1 an.

Je tiens à vous témoigner ma reconnaissance pour vos bons soins.

Je vous prie d'agréer, Monsieur, l'expression de mes sentiments respectueux et remerciements.

Mme D.

Monsieur,

C'est avec grand plaisir que je viens vous présenter satisfaction en ce qui concerne le traitement que vous m'avez fait suivre.

Il m'a débarrassée de cette mycose que j'avais depuis 12 ans. J'avais été soignée par des spécialistes de la peau mais sans résultat.

J'ai donc fait votre traitement et 4 mois plus tard je n'avais plus rien.
Aussi, je vous prie, Monsieur, d'agréer l'expression de ma vive gratitude.

M. et Mme D.

Monsieur,

Nous vous remercions d'avoir guéri notre fils Philippe d'une pelade. Nous avons vu médecin, pédiatre et plusieurs dermatologues pendant deux ans et aucun résultat que l'aggravation.

Cela fait 18 mois que vous avez commencé à le soigner et vous avons eu un résultat très satisfaisant car tous ses cheveux sont repoussés.

Recevez avec nos grands remerciements nos meilleures salutations.

Michel M.

Monsieur,

Ce petit mot pour vous dire ma satisfaction.

Affublé d'acné rosacée au visage depuis 2 à 3 ans les médecins que j'avais consultés non seulement n'avaient pas pu en venir à bout malgré les antibiotiques, mais aussi m'avaient laissé entendre qu'il s'agissait là d'une affection très difficile à guérir. J'étais condamné à devoir ingurgiter presque en permanence une faible quantité d'antibiotiques.

Mal bénin mais gênant.

Je suis venu vous voir et le traitement que vous m'avez donné m'a guéri. Il y a de cela un an et demi.
Ma peau est restée celle que j'avais avant.
Je voulais vous le faire savoir.
Je suis venu vous consulter récemment espérant les mêmes performances.

Sentiments distingués.

Mme Mathilde Françoise F.

Cher Monsieur Masson,

Comment vous exprimer ma reconnaissance pour avoir résolu « un problème » vieux de 30 ans, résistant à toutes les médecines classiques.

*Ce psoriasis des avant-bras, avec des squasmes sur une épaisseur d'un centimètre, absolument incurable malgré tous les traitements essayés, que je subissais depuis l'âge de 4 ans vous l'avez traité et **guéri** en 1 an et demi d'une pratique naturopathique sévère, certes, mais sérieuse et les résultats obtenus sont plus éloquents que tous les mots que je pourrais ajouter.*

Je préciserais cependant dans le but d'un examen complet du problème qu'en plus de m'avoir débarrassée de « cette plaie » vous m'avez redonné la confiance en moi-même, en mon corps retrouvé, redonné un équilibre physique et moral. Cela n'a pas de prix de vivre un quotidien harmonieux, entraînant une vie heureuse.

Je souhaite, nous espérons tous, que vous puissiez, librement, rapidement, diffuser par tous les moyens actuels, cette hygiène naturopathique qui permettrait une transformation de bien des vies humaines.

Ma gratitude, ma sympathie vous sont acquises.

GÉNITO-URINAIRE

Madame Eric H.

Étant venue vous voir pour un examen d'iridologie, vous avez découvert un fibrome.

Ensuite, j'ai été consulter un gynécologue aussi à la suite d'hémorragies, mais peu abondantes. Vu mon âge, il m'a été dit que ce ne pouvait-être qu'une pré-ménopause.

J'ai insisté pour un examen plus approfondi, et là, on m'a confirmé le fibrome que aviez vu à l'examen d'iridologie.

En vous remerciant très vivement, veuillez agréer, Monsieur, mes sincères salutations.

Edwige F.

Monsieur,

Je tiens à vous communiquer les résultats de l'échographie que j'ai eus la semaine passée.

Le kyste que j'avais à l'ovaire droit a disparu ainsi qu'un fibrome à l'utérus.

C'était assez drôle de voir le radiologue chercher…

M. et Mme T.

Cher Monsieur,

Cette lettre pour vous remercier des soins prodigués à mon mari qui, atteint d'impuissance sexuelle depuis plusieurs années a été guéri grâce à vos conseils simplement avec des bains et de la gelée royale. Je vous remercie aussi à mon sujet car étant enceinte j'ai dû être hospitalisée pour de graves vomissements et depuis que je prends votre traitement je ne me sens plus de rien.

En vous remerciant encore, recevez, Monsieur, l'expression de notre haute considération.

Madame Marie-Christine P.

Monsieur Masson,

Je viens vous remercier par les présentes car vos traitements naturels m'ont permis d'être enceinte, ce que je désirais depuis fort longtemps.
Ceci est d'autant plus remarquable que les traitements des gynécologues avaient échoué.

En vous remerciant encore, veuillez recevoir, Monsieur Masson, mes sentiments les meilleurs.

M. et Mme W.

Monsieur Masson,

Un bref résumé de notre situation vous permettra de vous rappeler de nous car nous nous sommes rencontrés une fois seulement.

Mon mari, Joël W., est agriculteur. Moi Carine, je suis employée et je travaille dans l'informatique en tant que programmeur avec d'énormes responsabilités.

Nous ne pouvons avoir d'enfants.

Après différents examens, il s'est avéré que la qualité, la mobilité et le nombre de spermatozoïdes chez mon mari étaient très faibles.

Chez moi, les examens ne faisaient ressortir rien d'anormal.

Nous avons donc recouru à la F.J.V. et à l'insémination artificielle par donneur. Au total, réparties sur plusieurs années, 3 F.J.V. et 9 inséminations. Toutes, sans succès.

C'est alors que nous avons eu recours à votre médecine. Nous nous sommes rencontrés en novembre 94.

Nous avons revu et corrigé notre alimentation avec vous et vous nous avez prescrit du POP et de l'Alvigerme (chez mon mari, 6 POP et 9 Alvigerme par jour ; chez moi, la moitié de ces doses).

Je vous annonçais aussi que j'avais décidé d'arrêter de travailler pendant un an à partir du 1er février 95 pour me refaire une santé. En effet, je me sentais épuisée moralement et physiquement. J'étais aussi très stressée. Cela vous a paru être une très bonne idée.

Nous avons donc commencé votre traitement fin novembre 94.

Nous devions donc nous revoir en mars 95 après avoir fait un spermogramme.

Nous l'avons fait fin mars, il y avait une très légère amélioration.

Le manque de temps dû aux travaux agricoles à cette période, nous a fait reculer pour prendre rendez-vous avec vous.

Deux mois se sont ainsi écoulés. Nous étions déjà fin mai.

Mais voilà que j'avais un retard de ± 10 jours. J'ai encore attendu 6 jours avant de faire un test de grossesse qui s'est révélé positif. J'étais enceinte de 7 semaines.

C'est pour vous annoncer cette merveilleuse nouvelle que je vous écris aujourd'hui. Ce sera un petit garçon et il doit arriver fin janvier 96. Il s'appellera Antonin.

Nous attendons impatiemment sa venue ainsi que tout notre entourage pour lequel ce fut une énorme surprise et une grande joie.

Certaines personnes me demandent la recette c'est « Robert Masson » et peut-être aussi mon arrêt de travail.

Nous ne voulions pas nous laisser sans nouvelles car cela peut vous aider à résoudre d'autres problèmes de ce genre.

C'est sur cette phrase que je termine ma lettre et nous vous remercions encore pour tout.

Madame H.

À Monsieur Robert Masson, naturopathe

Je vous adresse cette lettre, Monsieur, pour vous remercier de vos soins, de votre connaissance et de votre compréhension de l'humanité et je souhaite que Dieu guide vers vous beaucoup d'êtres humains, afin qu'ils retrouvent comme moi, la joie de vivre.

Depuis plusieurs années je souffrais d'une grande fatigue nerveuse, tension à M', ennui gynécologique, plusieurs kystes, aérophagie.

Suite à une consultation chez un urologue, puis chez un praticien gynécologue en mars 1975, la découverte de trois fibromes gros comme des oranges. Radios, un à l'intérieur, deux à l'extérieur. Une opération totale était la solution (vu mon âge 49 ans) je consultais deux autres gynécologues, la solution était la même, refus de ma part et dépression.

En juin 1975, par des amis je fis votre connaissance et pour vous l'opération chirurgicale était la dernière des solutions. Depuis j'ai suivi votre traitement homéopathique et une discipline de l'alimentation.

Je me sens de mieux en mieux. Reprise de la force physique et psychique tension à perte de poids de 11 kg (1 kg par mois sans faiblesse), je pèse maintenant 50 kg et je mesure 1m55, plus d'ennuis d'estomac ni d'intestin. Lors d'une visite gynécologique en début d'octobre 1976, disparition complète des fibromes, une matrice normale pour une femme de 50 ans, à la ménopause.

Recevez, Monsieur, mes salutations respectueuses.

Madame Nicole D.

Monsieur,

Par cette lettre je tiens à vous remercier des conseils et des soins apportés à mon fils Cyrille et à moi-même.

Cyrille présentait une incontinence d'urine toutes les nuits. Il fut aidé par un régime et un traitement très sérieusement suivi, totalement guéri, (et ce depuis un an).

Quant à moi-même souffrant depuis un an d'une sinusite intense qui occasionnait fièvres et arrêts de travail, me voici à ce jour totalement soulagée, d'un mal qui était très démoralisant.

Convaincue de votre efficacité et de vos connaissances je n'hésite pas un seul instant à vous recommander à mes proches et amis, qui, tous ne tarderont pas à vous faire part de vos résultats tous positifs.

Croyez Monsieur, à mes sentiments les plus respectueux.

Yvette B.

J'ai 39 ans et je souffrais depuis l'âge de 30 ans de crises de cystite douloureuses et répétées, dues à un colibacille. J'ai subi alors différents examens et ai été soignée sans succès pendant sept ans avec divers médicaments, en grande majorité des antibiotiques. Jusqu'à ce que je fasse une allergie grave à un sulfamide. À la suite de cet incident, je suis allée voir Monsieur Masson, qui m'a d'abord conseillé un réglage alimentaire et m'a soignée pendant 6 mois avec des gélules à base de plantes et de l'aromathérapie en cas de crise. À partir de ce moment, mes crises se sont espacées, sont devenues de plus en plus bénignes, et ont complètement disparu depuis plus d'un an ?

Alors qu'auparavant malgré une prise permanente de médicaments, le plus long répit qu'il m'était permis d'espérer était de l'ordre d'un mois.

Et je me sentais très diminuée par cette maladie, dont l'urologue qui me soignait m'a dit que je ne mourrais probablement pas de cela mais peut-être avec.

Je tiens à remercier Monsieur Masson d'avoir fait mentir cette prédiction pessimiste.

CARDIOVASCULAIRE

Madame Olga D.

Monsieur Masson,

Je viens vous remercier de m'avoir si bien guérie ma jambe atteinte de gangrène qui devait être coupée selon l'avis de 3 médecins. Maintenant je marche comme tout le monde, encore une fois merci.

Je ne manque pas de vous faire connaître aux humains qui souffrent sans aucun espoir.

Je vous prie de croire, Monsieur Masson, en ma haute considération.

G. C.

Monsieur Masson,

Si j'ai attendu un an avant de vous écrire c'était pour pouvoir considérer ma guérison comme définitive.

Souffrant de troubles cardiaques : au pouls je ne ressentais en permanence que deux pulsations sur trois. J'ai passé un check-up le 14 avril 1981 où tout était normal, sauf l'électrocardiogramme catastrophique hyperexcitabilité ventriculaire, extra-systoles.

Le cardiologue me prescrivit d'urgence un électrocardiogramme sur 24 heures (Holter).

C'est alors que je suis venue vous voir.

Vous m'avez donné un traitement à base entre autres de Crataegus et demandé de le suivre pendant un mois avant le Holter. Ce que je fis fin mai, j'eus le Holter. Stupéfaction du cardiologue en comparant les deux électrocardiogrammes : le second était absolument normal, il ne comprit pas ce qu'il s'était passé.

En juin 1981, je terminais votre traitement. Depuis je n'ai ressenti aucun trouble cardiaque.

Par ces quelques mots, je tiens à vous exprimer, tous mes remerciements.

Laboratoire d'analyses médicales

Monsieur G. Pierre — Examen du 30.12.79

Examen de sang :

Aspect du sérum : lactescent subissant le phénomène de crémage après un séjour de 48 h à + 4 degrés.

Urée (g/l)	0,30	N : 0,10 –0,45
Glucose à jeun (g/l)	1,19	N : 0,70 –1,00
Lipides totaux (g/l)	20,8	N : 4,7
Cholestérol total (g/l)	3,6	N : 1,4-2,5
Triglycérides (g/l)	14,2	N : 0,5-1,0 femme
		N : 0,5-10,5 homme
Acide urique (mg/l)	58	N : 25-60

Résultats après réglage alimentaire conseillé par l'auteur :

Laboratoire d'analyses médicales

Monsieur G. Pierre — Examen du 12.05.80

Examen de sang

Aspect du sérum : clair, non lactescent.

Urée (g/l)	0,22	N : 0,10-0,45
Glucose à jeun (g/l)	1,24	N : 0,70-1,00
Lipides totaux (g/l)	6,9	N : 4,7
Cholestérol total (g/l)	2,25	N : 1,4-2,5
Triglycérides (g/l)	2,15	N : 0,5-1,0 femme
		N : 0,5-1,5 homme
Acide urique (mg/l)	58	N : 25-60

Thérèse P.

Cher Monsieur,

En novembre 1978, mon médecin a décelé au cours d'une visite que je lui ai rendue, un début d'artérite. Il m'a traitée par la chimiothérapie. Je l'ai revu tous les mois suivants et il n'a pu constater d'amélioration de mon état.

Sur le conseil d'une de mes amies, j'ai pris rendez-vous avec vous-même en avril 1979. J'ai aussitôt suivi votre traitement à base de produits naturels. En juin, soit deux mois après le début du traitement, je revois mon médecin généraliste. Il m'a auscultée longuement, il n'en revient pas, la circulation du sang dans les artères est bien rétablie. Il est vraiment très étonné.

Depuis, je continue toujours votre traitement à base de plantes. J'ai encore revu mon médecin en octobre, ma circulation est toujours bonne.

Monsieur Masson, j'attribue cette guérison à vos soins éclairés et je ne saurais vous dire toute ma gratitude.

Je vous prie de croire en mes sentiments très respectueux et reconnaissants.

Mme R.M. T.

Il y a six ans j'avais une poussée hémorroïdale avec thrombose extérieure. Après avoir essayé sans résultat plusieurs médicaments pendant trois mois environ, il a fallu qu'un spécialiste fasse une intervention chirurgicale pour enlever la thrombose.

Six ans plus tard, j'avais une nouvelle trhombose qui était plus importante encore que la première.

J'essayais en vain plusieurs traitements. Un spécialiste m'ordonna de la cortisone espérant la résorption de la thrombose. Mais il disait que cela durerait très très longtemps au moins trois mois. Vingt jours plus tard de ce traitement, je ne constatais aucun changement et je venais vous consulter.

Trois jours seulement après avoir pris les médicaments que vous m'aviez ordonné la thrombose s'est résorbée de 50 % au moins. Un semaine plus tard elle avait complètement disparu et depuis je n'ai plus aucun trouble de ce genre.

Je vous présente encore une fois tous mes remerciements.

Veuillez agréer, Monsieur, l'expression de mes sentiments les plus distingués.

Monsieur Robert G.

Monsieur,

Depuis 1966, je souffrais ***d'hypercholestérolémie*** *et d'excès de lipides. J'ai fait plusieurs embolies pulmonaires.*

Soigné par la médecine depuis 13 ans, cette dernière ne pouvant normaliser mon taux de cholestérol et mes lipides, *je vous ai vu en septembre 79 avec 8,80 g de lipides et 2,90 g de cholestérol.*

En deux mois de soins naturels, résultat : lipides : 4,9g
Cholestérol : 1,75 g/

J'ai pu repartir à la chasse, je me sens beaucoup moins essoufflé. L'état général infiniment meilleur.

En vous remerciant pour votre savoir, veuillez agréer, Monsieur, mes sincères salutations.

Madame Guy D.

Cher Monsieur,

Je vous écris pour vous ***remercier :*** *vous avez conseillé à mon mari – qui après une attaque souffrait d'une tension qui sautait de façon anormale entre la position couchée (16/10) et la position debout (8/6) – une préparation à base de* ***ginkgo et de crataegus. En trois jours la tension couchée et debout est redevenue égale.***

Mon mari qui ne croyait qu'à la médecine officielle commence à être convaincu. Moi-même (67 ans) depuis 1 mois qui suis les conseils de votre livre, je ne sais plus ce qu'est la ***fatigue*** *contre laquelle j'ai lutté depuis l'âge de 20 ans.*

Je ne sais si vous m'avez bien comprise quand j'ai été vous voir (vendredi 13 juillet, vous me paraissiez aussi disponible et généreux que surmené). Je vous ai parlé de mon fils qui est depuis un an Directeur de l'information au C.N.R.S. Ce n'est pas pour me vanter ou pour vous demander une ordonnance pour lui (ordonnance que vous m'avez très gentiment donnée), mais parce que je souhaite-

rais que la médecine admirable que vous pratiquez, soit enfin connue du milieu médical officiel, qui jusqu'ici l'ignore totalement. J'ai été choquée de lire dans Le Monde que le professeur X. célèbre par ses greffes, se demandait avec **angoisse**, *comment expliquer l'origine des maladies auto-immunes (polyarthrite, cancer...) où il semble que l'organisme, pourtant si habile à se défendre des intrusions étrangères, se retourne contre lui-même.*

Je vous prie de croire à mes sentiments très reconnaissants.

EXTRAIT

Témoignage paru dans MAXI n° 685 – Déc. 1998

Nous sommes à Paris, au seuil d'un couvent, où vit celle que nous allons rencontrer, sœur Virginie. On nous fait pénétrer dans une pièce agréable qui fleure l'encaustique et la sérénité. On se sent un peu « ailleurs », projetés dans le passé. Pourtant, quand sœur Virginie paraît, c'est une personne de plain-pied avec la réalité qui s'avance vers nous, ouverte, pétillante et pleine de vie.

C'est dans la famille, en tout cas du côté de mes parents, confie sœur Virginie, nous ne supportons pas les médicaments. Ma mère a très bien pu s'en passer, car elle est morte de vieillesse à un âge vénérable, et on a retrouvé sous son lit les boîtes – pleines – de médicaments que le médecin lui avait prescrits. « Vous ne me rendrez pas mes 20 ans, avait-elle coutume de le taquiner, laissez-moi mourir en paix! »

J'ai donc hérité de ma maman cette bonne santé, ce « bon fonds », cette bonne nature si vous voulez. La preuve, c'est que, étant née en 1925, jusqu'à l'âge de 51 ans, quand j'ai eu cette crise d'arthrose effarante dont je vais vous parler, j'ai pu me passer de l'aide la médecine. C'était très bien comme ça, car j'avais besoin de mon énergie pour me consacrer à mes activités. J'ai été enseignante toute ma vie, voyez-vous, longtemps en internat, où c'était quasiment du 24 heures sur 24 ! J'ai enseigné, car j'aimais tellement mon métier, jusqu'à 71 ans....

Mais revenons donc à cette arthrose. En 1976, un beau matin, je me réveille... et j'ai mal partout. J'avais déjà ressenti des douleurs, comme tout le monde quand on prend de l'âge. Mais là, rien à voir ! Je souffrais jour et nuit, intensément, et aucune position couchée ou debout ne me soulageait. Je ne savais plus comment me mettre. Je me souviens avoir pleuré de douleur pendant plusieurs jours. Bien entendu, j'ai consulté un médecin, qui m'a prescrit des médicaments, que j'ai pris. Impossible de les supporter... comme s'ils m'empoisonnaient... Mon tempérament ne les tolère pas. Non seulement j'avais des troubles digestifs violents, avec l'impression d'avoir des pierres dans l'estomac, mais, en plus, ça générait chez moi une certaine angoisse. Un rejet total. Que faire ?

C'est alors que la belle-mère d'une nièce m'a donné d'adresse d'un naturopathe, M. R. qui lui avait fait beaucoup de bien. Je suis allée consulter ce Monsieur, qui m'a conseillé des plantes, bouleau et frêne, autant que je me souvienne, en gouttes, ainsi que certains oligoéléments. La crise est passée, mais surtout, depuis vingt et quelques années que ça dure, elle n'est jamais revenue. Mon arthrose n'a pas disparu, cela va de soi, je la sens bien, mais je n'ai plus jamais connu de crise de cette ampleur.

Il faut dire que j'ai continué de loin en loin, de consulter M.R. et personne d'autre quand j'avais un petit problème. J'ai en effet totale confiance en lui. Cela jusqu'au mois de mai de l'année dernière. Je me trouvais à Besançon, pour visiter un malade, et des espèces de voiles gris clair comme des petits nuages sont apparus dans mon champ de vision. Je me suis dit, c'est la fatigue. J'essayais de lire, mais environ une lettre sur trois était effacée. Cela a duré cinq-six jours, et quand je suis rentrée à Paris, je suis vite allée consulter un médecin ophtalmologiste.

Celui-ci a effectué un fond d'œil et m'a dit que j'avais eu une phlébite de l'œil, ce qui est rare, semble-t-il, et que la veine centrale avait éclaté. C'était très visible à l'examen, affirmait-il. « Vous auriez pu perdre votre œil en quelques minutes. » Ce médecin m'a avertie qu'on allait « tenter » un traitement médicamenteux. Je lui ai répondu que je ne supportais pas les médicaments, mais que j'allais cependant essayer.

Trois jours de traitement… et j'ai cru mourir. Même réaction de rejet que durant la crise d'arthrose. Que faire ? M. R. ? je lui ai téléphoné, lui ai expliqué brièvement ce qui m'arrivait, et il m'a demandé de venir tout de suite.

M.R. m'a recommandé deux types de remède, en m'affirmant que mon état allait rapidement s'améliorer. Des plantes, en gouttes, notamment le mélilot, pour la circulation, ainsi que des suppositoires, dont j'ai confié la préparation prescrite au pharmacien. Je crois que c'était une préparation homéopathique. Moins d'une semaine après, j'avais totalement retrouvé ma vue, et je pouvais lire absolument normalement. Je suis pourtant retournée voir l'ophtalmologiste, qui m'a dit ceci : C'est extraordinaire, votre œil est parfaitement nettoyé. »

C'est alors que je lui ai avoué : « Je dois vous dire en toute simplicité que je n'ai pas pu suivre votre traitement car je suis intolérante aux médicaments. J'ai appliqué les conseils d'un naturopathe que je connais bien, et que je crois quelqu'un de très capable. »

Ce médecin a alors eu cette réponse, que je trouve vraiment admirable :

« Je ne suis pas contre par principe, et je reconnais que dans certains cas comme celui-ci, certaines personnes sont capables de faire mieux que moi. »

Propos recueillis par Eve Duron.

TUBE DIGESTIF

Eliane M.

Je connais Monsieur R. Masson depuis deux ans par ses brillantes conférences.

En mars 77 j'ai eu à souffrir d'une très forte crise intestinale. Je me suis donc dirigée vers lui.

Avant cela, j'ai dû subir de nombreux traitements et sous le conseil d'un spécialiste j'ai même été hospitalisée (ayant eu 10 à 12 selles par jour). J'en suis sortie sans la moindre amélioration.

Déçue de constater qu'aucun docteur n'était capable de me guérir j'ai demandé à Monsieur Masson de me soigner et en cinq jours la crise a été résorbée, après j'étais assez fatiguée mais par un second traitement très précis de sa part, mon état est devenu très bon et mon équilibre parfait.

Je suis très reconnaissante à Monsieur Masson pour ses soins très efficaces.

Mlle Nathalie D.

Monsieur,

Je viens de terminer la lecture de la réédition de votre livre intitulé « Super régénération par les aliments miracles ». Ce livre de 400 pages, m'a confortée dans mon idée, qu'il existe bien une corrélation entre les aliments et la santé.

Étant depuis plus d'un an sevrée d'un café au lait que je prenais au petit-déjeuner accompagné de pain, de beurre et de confiture que j'ai remplacé par des flocons d'avoine, je me suis aperçue que mon transit s'est très nettement amélioré. De nature constipée depuis mon enfance, mon changement d'habitudes alimentaires a amélioré mes émonctoires. Mes boutons d'acné et mes boutons de forme kystique se sont également envolés. Même s'il en revient un de temps en temps, ma peau s'est illuminée et des taches rougeâtres ont disparu.

Tout cela pour vous dire que la lecture de votre livre m'a comblée et a parfaitement complété mes lacunes en la matière. En cela je trouve magnifique de permettre aux gens d'améliorer leur santé, s'ils veulent bien en prendre conscience.

À la fin de votre livre, vous mentionnez qu'il existe des iridologues très compétents en France, et dans la suite logique de mon parcours, je souhaiterais faire le point et le bilan de ma santé et celle de mon entourage.

Cette encre datant de quelques mois, suite à la lecture d'un livre abordant le sujet, va pouvoir se concrétiser, grâce à vous.

D'avance, je vous remercie pour votre disponibilité et pour votre livre que je compte bien mettre en application pour moi et pour ma mère qui est atteinte de sclérose en plaques.

Veuillez agréer, Monsieur, l'expression de mes sentiments distingués.

Sylvie E.

Monsieur,

Juste quelques lignes pour vous remercier de m'avoir guérie d'un hoquet. Je l'avais depuis un an et demi environ. J'ai consulté vainement de nombreux docteurs et un spécialiste du tube digestif. Trois mois après vous avoir contacté, et avoir suivi vos conseils alimentaires, il avait disparu.

Je vous en suis très reconnaissante.

Merci encore.

Madame G.

Souffrant d'un ulcère gastro-duodénal depuis environ 1 an, je me suis fait soigner par naturopathie et ai obtenu un excellent résultat au bout de 4 à 6 mois.

De plus, à chaque saison printanière, j'étais affligée depuis de nombreuses années d'un rhume des foins. Avec la médecine naturelle celui-ci a disparu, alors que la chimiothérapie ne m'apportait aucun résultat.

Recevez, Monsieur Masson, mes plus profonds remerciements.

Une cliente de la Sarthe.

CAS DIVERS

Madame Brigitte R.

Monsieur,

Après avoir suivi pendant un an les divers traitements que vous m'avez prescrits, je suis heureuse de vous apporter aujourd'hui mon témoignage.

Je souffrais en effet depuis plusieurs années de migraines douloureuses et fréquentes, et la médecine traditionnelle (gouttes-comprimés) s'est avérée totalement inefficace.

Une collègue de travail m'a indiqué votre adresse et je suis venue vous consulter en octobre 1979.

Un traitement à base de plantes et une alimentation plus équilibrée m'ont apporté une amélioration continue dès les premières semaines de soins.

À chacune des visites que je vous ai rendues, l'amélioration s'est confirmée et je suis maintenant guérie de ces maux de tête pénibles.

Je tiens à vous exprimer ici toute ma gratitude et mes vifs remerciements.

Veuillez croire, Monsieur, à l'assurance de ma considération.

Brigitte P.

Cher Monsieur Masson,

Tout d'abord je voudrais vous dire que je suis heureuse car ma lettre figurera parmi vos témoignages. Je me souviens il y a deux mois, avoir fait la grimace en lisant dans votre salle d'attente les lettres de remerciements de vos divers patients. Je venais vous voir sur les conseils d'un ami, sans rien connaître à la naturopathie.

Mes oncles sont tous pharmaciens ou médecins et n'avaient pu m'aider ; j'étais on ne peut plus méfiante et je trouvais que ces témoignages étaient une propagande légèrement prétentieuse et grossière.

Aujourd'hui, vous m'avez guérie et je sais que cette lettre fera partie de ce dossier « cas réussis ». Je suis heureuse de contribuer, même si peu, à faire connaître la naturopathie. Si j'ai écrit ces lignes c'est parce que je pense que d'autres patients pourraient ressentir cette méfiance et que la première partie de cette lettre pourra leur donner confiance en attendant les résultats de vos soins ; ils prendront alors comme moi leurs plumes s'ils sont honnêtes.

J'en viens enfin à mon cas : je prenais des diurétiques (lasili-Hygrotondytaurese-Aldatone-Aldatazine) depuis 8 ans. J'en ai consommé jusqu'à dix par jour. Pourquoi ? D'abord pour maigrir (pendant 3 ans), ensuite durant 5 ans, j'ai voulu arrêter, je suis arrivée à n'en prendre qu'un tous les deux jours mais j'étais intoxiquée, mes reins ne fonctionnaient plus correctement et j'avais des poches et des cernes violets sous les yeux ce qui me minait car j'ai 21 ans et étant comédienne, ces cernes me gênaient pour mon métier car à l'écran, ils se voyaient beaucoup.

Je suis allée consulter beaucoup de docteurs et spécialistes. Soit, ils ne m'ont pas prise au sérieux, soit ils m'ont dit que « ce n'était pas grave et que j'essaye de diminuer ». Vous êtes le seul, Monsieur Masson, qui ait tenté de me tirer de là et de me désintoxiquer et cela j'insiste, sans me faire avaler un seul médicament mais à partir de traitements naturels.

Ce que je trainais depuis ***8 ans****, vous me l'avez guéri en* ***2 mois****, il est donc tout à fait normal, c'est d'ailleurs la moindre des choses, que j'écrive cette lettre et que je vous sois extrêmement reconnaissante.*

Bien à vous.

M. L.

Monsieur,

Étant atteint de tremblements involontaires dus à l'effet de médicaments, et qui m'empêchaient de m'endormir depuis plusieurs semaines, je tiens à vous remercier pour les soins efficaces que vous m'avez donnés, sans l'aide d'aucun médicament, depuis le début du mois de juin.

À cette date, je quittais l'hôpital Sainte-Anne, après un traitement intensif de neuroleptiques qui provoque alors en moi un début de maladie de Parkinson.

Au bout de trois mois, c'est-à-dire fin août, ces tremblements avaient complètement disparu. J'étais libéré d'un état dont je ne croyais pas pouvoir guérir. Depuis je dois vous dire que ma santé s'améliore constamment.

Je vous exprime toute ma reconnaissance, et vous prie de croire, Monsieur, à mes meilleurs sentiments.

Madame Danièle C.

Cher Monsieur,

Permettez-moi de vous dire à quel point je vous suis reconnaissante de m'avoir si efficacement soulagée, traitée.

Atteinte d'un chalazion à l'œil gauche, sorte de furoncle qui se développe sur la partie interne des paupières, j'ai tout d'abord eu recours à un praticien allopathe. Ayant fait le diagnostic, il m'a prescrit une pommade antibiotique et des gouttes sédatives. Mais au bout de quinze jours le chalazion n'avait fait qu'empirer atteignant la grosseur d'une noisette. Ce qui était fort gênant et assez douloureux.

Il ne restait, aux dires du médecin, plus d'autres solutions que celle d'opérer.

C'est alors que, sur les conseils de mon époux qui a déjà très heureusement bénéficié de vos soins j'ai fait appel à vous. Vous m'avez prescrit un jus à base de bardane : ANTHRAXIVORE. Médicament introuvable en Haute-Vienne (je le signale en passant) et qu'il a fallu se procurer à Paris en urgence.

Mais dès les premiers jours de la prise de ce jus, l'effet a été spectaculaire : suppression de l'inflammation, régression rapide. Si bien qu'après deux semaines de ce seul traitement, le chalazion avait complètement disparu?

Traitement extrêmement efficace, très rapide et inoffensif par ailleurs. Si l'on peut ajouter très économique puisque le flacon de ce sirop coûte un prix très modique.

Encore une fois donc, je vous renouvelle mes remerciements et par ailleurs je tiens à porter témoignage de la qualité de vos soins et du médicament que vous m'avez recommandé.

Je vous prie d'agréer, Monsieur, avec l'expression de ma très grande gratitude, mes salutations distinguées.

Juliette D.
Monsieur Masson,

Je viens d'être atteinte d'un violent zona, autour du ventre et remontant la ceinture (côté gauche).

Identifié seulement au bout d'une dizaine de jours par le docteur, (je croyais à la violence des douleurs d'arthrose lombaire et étais soignée pour cela avec des suppositoires anti-inflammatoires), il m'ordonna une pommade.

Devant la souffrance intolérable, je l'ai fait conjurer par un magnétiseur à deux reprises (8 jours d'intervalle) sans amélioration.

En possession de votre traitement par l'intermédiaire de ma belle-fille, je l'ai appliqué aussitôt (début de la 4ème semaine), au bout de quatre jours les douleurs avaient peu à peu rétrogradé, puis pratiquement cessé ; à la fin de la semaine, je ne souffrais plus du tout.

Je retrouvais ensuite peu à peu, en continuant votre traitement, appétit et sommeil, fortement perturbés par le zona et les suppositoires anti-inflammatoires et calmants employés pendant 23 jours ! Sans succès !

J'ai un grand regret : celui de n'avoir pas connu et employé dès le début votre traitement simple et si efficace, cela m'aurait évité beaucoup de souffrance et la dégradation de ma santé (je ne suis pas encore remise : 6ème semaine après le zona).

Je vous prie, Monsieur Masson, de recevoir mes très sincères remerciements et l'expression de mes sentiments distingués.

Madame Régine B.

Monsieur Masson,

Je tiens à vous remercier des soins que vous m'avez prodigués pour mon état dépressif, insuffisance hépatique, kystes aux seins disparus : je souffrais terriblement d'arthrose, le traitement prescrit est très efficace, il y a une grande amélioration.

J'insiste aussi sur la façon de se nourrir, votre régime indiqué et bien suivi donne des résultats merveilleux, s'il y a perte de poids on n'en ressent aucune fatigue.

Je vous prie d'accepter, Monsieur, l'expression de mes sentiments respectueux.

Michelle G.

Vous remercie très sincèrement d'avoir bien voulu prêter attention au gros problème de mon chien concernant son pelage qui en dernier devenait inexistant (berger).

Aucun vétérinaire en 1 an et demi n'a trouvé de solution malgré cachets, piqûres, poudre, etc..au contraire ça s'aggravait !

Vous étiez donc ma dernière bouée de sauvetage, et avec raison, car Monsieur Masson j'ai suivi vos conseils et en une semaine les poils réapparaissaient déjà ! et ma chienne est beaucoup plus dynamique.

Mon entourage est stupéfait.

Un grand merci !

Jean P.

Monsieur,

Dossier : Caroline P. – nageuse, née 1967.

Vous avez bien voulu, lors de ma consultation par correspondance, me demander de vous tenir au courant de la santé et du rendement sportif de Caroline.

Les résultats obtenus en ce début de saison sont très encourageants et en avance sur les prévisions de directeur sportif :

- *100 m papillon : 1'22"1/10ème* ***(nouveau record des Flandres)*** *et surtout progression personnelle de* ***6 » en deux mois.***
- *200 m papillon : 3'05"1/10ème* ***(nouveau record des Flandres)*** *progression personnelle de* ***20" par rapport à la dernière saison.3***
- *200 m 4 nages : 6'02"4/10ème 2ème temps des Flandres (fille) 1967.*

Condition actuelle à fin novembre 1978:

- *poids : 38 kg : perte de poids de 1 kg (entraînement intensif + premières compétitions officielles d'automne). (39 kg du 01.10.78 au 15.11.78).*
- *soutien quotidien : 6 comp. POP le matin + 5 comp. INOVITA.*

À signaler : pas de fatigue excessive :

- *pas de troubles digestifs*
- *nervosité mal contrôlée avant compétitions*
- *le matin à 6 heures, estomac fermé, n'accepte ni soja cao ou vita cao*
- *serait attirée vers aliments salés.*

Vous remerciant de l'attention que vous voudrez bien apporter à la présente, sincères salutations.

Jean P.

Dossier : Caroline P. – nageuse, née en mars 1967.

Monsieur,

Caroline a obtenu d'excellents résultats sportifs, sur la fin de saison, et notamment en juillet 79. ***Elle se classe par deux fois, au 2ème rang national,*** *dans sa catégorie d'âge des 12 ans, en spécialité « papillon ».*

Elle a suivi avec attention le soutien que vous lui avez recommandé, à savoir :

– 2 cuillères à café de bourgeons de cassis (Ribes vignum) ***à jeun, le matin***

– milieu repas *:*

matin : 6 POP + 4 Inovita

midi :6 POP + 4 Inovita

Elle pèse, ce mois-ci, 44 kg, pour une taille de 1 m 57.

Elle doit ***améliorer sa puissance,*** *sans prendre* ***trop de poids.***

Voulez-vous me confirmer si elle doit continuer le soutien qu'elle prend tous les jours ou changer quelque chose, en fonction du nouvel impératif précité ?

À vous lire et avec mes remerciements, ***sincères salutations.***

Gabrielle L.

Monsieur,

Je tiens par cette lettre à vous remercier pour vos ouvrages dont j'ai pris connaissance par le plus grand des hasards et avec beaucoup de profit.

Souffrant depuis une vingtaine d'années d'aphtes dans la gorge, j'étais, jusqu'à la lecture de vos livres, réduite à endurer mon mal sans aucun secours de la part des médecins que j'ai consultés à Vancouver, où je vivais. Il m'est arrivé de presque étouffer tant les aphtes, évoluant rapidement, m'obstruaient la gorge.

Suivant vos conseils, j'ai cessé de manger du miel et des fruits avec les repas. Mon problème a alors disparu.

Lorsque l'amie qui vous a consulté aujourd'hui m'a parlé de sa maladie, je lui ai aussitôt recommandé de lire vos livres.

Le même jour, elle a pris rendez-vous avec vous et j'en suis contente pour elle.

J'ai l'intention d'assister au moins de temps en temps à vos séminaires de fin de semaine pour apprendre davantage sur votre méthode de guérir (ou prévenir) les maladies.

En vous remerciant encore, je vous prie d'agréer mes meilleures salutations.

Pour tout renseignement concernant les activités de Robert Masson (cours, conférences, etc.), écrire en joignant une enveloppe timbrée à :

École de Naturothérapie Robert Masson
8, résidence du Parc
92190 Meudon
Tél : 01 45 34 70 83

E-mail : masson-robert@wanadoo.fr
http : // robertmasson.com

LES APPORTS DE ROBERT MASSON À LA DIÉTÉTIQUE ET À LA NATUROPATHIE

1970 : observations empiriques sur la doctrine de **L'ALIMENTATION DISSOCIEE** (HAY-SHELTON) créant l'amaigrissement, l'anémie, la fonte musculaire, l'ostéoporose et la chute immunitaire avec le temps.

1975 : observations sur le **VEGETALISME** (végétaliens d'Orléans et les taux de cholestérol entre 3 et 5 grammes et triglycérides très importants dans le sang de végétaliens de 30 à 40 ans; explication par la surcharge calorique générant la fabrication massive de cholestérol et triglycérides par l'organisme.

1975 : démonstration des rapports entre la **TYPO-MORPHOLOGIE** et la **BIOCHIMIE DE L'ORGANISME** modulant les besoins et les **APPORTS DE FRUITS AQUEUX** à savoir:
A. LES ACIDO-NEUTRALISANTS PAR COMBURATION
B. LES ACIDO-NEUTRALISANTS PAR SPOLIATION MINERALE DE L'ORGANISME.

1980 : démonstration rationnelle des **DANGERS DES DIVERS CRUDIVORISMES POUR L'HOMME** du fait du dispatching vital totalement différent de l'animal et de l'homme. L'ANIMAL DISPATCHANT les 3/4 de sa vitalité sur le plan VISCERAL et 1/4 sur le PLAN

CORTICAL alors que l'homme dispatche sa vitalité pour 1/4 sur le plan VISCERAL et pour 3/4 sur le plan CORTICAL.
De ce fait, le CRU 100% est parfait pour l'animal, le CRU 100% détruit l'homme avec le temps (amaigrissement très important, fonte musculaire, chute immunitaire, disparition de la libido etc.)

1980 :
- conférences et publication sur les dangers, LA **MALNUTRITION, L'ARRET DE CROISSANCE DES ENFANTS VEGETALIENS** et la destruction irrémédiable de la santé des enfants et adultes suivant **VERITABLEMENT LE VEGETALISME** même « dit équilibré» et le
- **MYTHE DE LA COMPLEMENTARITE CEREALES-LEGUMINEUSES** du fait de LA LOI DU MINIMUM et la FAIBLE BIODISPONIBILITE DES PROTEINES VEGETALES

1985-1990 : nombreuses publications sur les **MACRO-DOSES DE VITAMINES DE SYNTHESES** et risque de PERTURBATION METABOLIQUE ET CANCERISATION si données au long cours.

1980-1985 : EXPLICATION PHYSIOLOGIQUE par **INVERSION DU RAPPORT INSULINEGLUCAGON SUR LA NOCIVITE DE L'ALIMENTATION DISSOCIEE** notamment la prise àdes repas séparés des aliments protéiques et des aliments glucidiques.

1990-2000 : nombreuses conférences et publications sur les rapports suivants:
- importance d'un **APPORT PROTEIOUE BI-JOURNALIER** dans la protection de l'ostéoporose, la protection anti-anémique, la vitalité immunitaire et le maintien de la vie active.
- IMPOSSIBILITE POUR LES ALIMENTS PROTEIQUES ANIMAUX INGERES A DOSE PHYSIOLOGIQUE D'ACIDIFIER L'ORGANISME
- IMPOSSIBILITE POUR LES ALIMENTS PROTEIQUES ANIMAUX INGERES A DOSE PHYSIOLOGIQUE D'INTOXIQUER L'ORGANISME
- PROTECTION ET REGULATION DE LA FLORE INTESTINALE PAR LES APPORTS PROTEIQUES ANIMAUX VIA LE MAINTIEN D'UN pH GASTRIQUE NORMAL

- PUBLICATIONS SUR LES INSUFFISANCES DIVERSES D'UNE NOURRITURE TOTALEMENT VEGETALE NOTAMMENT **LES SIX CARENCES VEGETALIENNES :**
  1. ***CARENCES EN PROTEINES COMPLETES A HAUTE BIO-DISPONIBILITE***
  2. ***CARENCE EN VITAMINE A*** - présence du bétacarotène qui sera transformé en vitamine A seulement si le foie est en très bon état
  3. ***CARENCE EN VITAMINE D3*** (présente dans les fruits de mer, le foie, l'reuf) dans les végétaux se trouve la vitamine D2 peu utilisée par l'organisme.
  4. ***CARENCE EN VITAMINE*** : elle n'existe ni dans les végétaux terrestres, ni dans les algues; si l'on veut de la vitamine B12 sans ingérer de protéines animales, il faut :
     - **soit** ingérer le terreau, l'humus qui se trouve autour des carottes, du céleri, des betteraves etc....
     - **soit** utiliser des vitamine B12 de synthèses hautement dangereuses prises au long cours.
  5. ***CARENCE EN EPA ET DHA*** : ces acides gras de la série oméga 3 n'existent pas dans les végétaux en particulier l'EPA.

     Dans les végétaux existe un oméga 3, l'alpha-Iinolénique pouvant être transformé par le foie en EPA et DHA si les capacités de cet organe sont intactes.
  6. ***CARENCE EN FER HEMINIQUE*** dans les végétaux.
  - Les végétaux contiennent un FER NON-HEMINIQUE cinq fois moins BIO-DISPONIBLE QUE LE FER HEMINIQUE DU POISSON, FRUITS DE MER ET VIANDE.

1990-2004 : Mise en évidence de la **FONDAMENTALE IMPORTANCE DE L'ESTOMAC DANS LA GENESE DES MALADIES INFECTIEUSES ET ALLERGIQUES DE L'ARBRE RESPIRATOIRE ET ORL.** - étiologie inconnue des auteurs classiques et de médecine naturelle.

2000-2002 : création des **ISO-URINAIRES DE JEUNE EN 200K** permettant d'abréger la durée du jeûne par l'**ACCELERATION DES ELIMINATIONS.**

1980-2000 : contribution importante en IRIDOLOGIE INSTANTANEE DE TERRAIN en ce qui concerne :

A. LES TROUBLEs PSYCHIQUES
B. LE DIABETE
C. L'HEPATISME CHRONIQUE
D. LES AFFECTIONS INFLAMMATOIRES

Enfin, en 50 ans de naturopathie dont 40 ans de pratique et plus de 30 années d'enseignement et perfectionnement constant des notions d'INDIVIDUALISATION ALIMENTAIRE et mise en garde à travers de nombreux livres: « *Folies et sagesse des médecines naturelles, Mythe et mensonges des régimes classiques et des diététiques naturelles* », contre certaines techniques – jeûnes avec excursion en montagne - jeûne avec bains chauds répétés, irrigations coloniques avec eau ordinaire (il faut une eau salée à 9 grammes/litre), cure de citron, huiles essentielles prises pures et de façon non mesurée etc etc.

Voici quelques-unes unes des pierres apportées par l'auteur à l'édifice naturopathique et à la diététique naturelle et équilibrée!

TABLE DES MATIÈRES

Imprimé en Grèce par
4AB-N Athanassopoulos